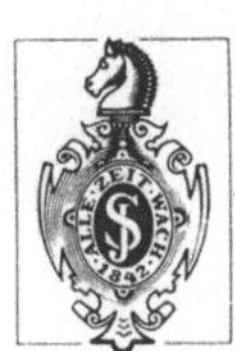
ALLEZEIT WACH
S
1842

Wilhelm Schäberle

DUPLEXSONOGRAPHIE IN DER VENENDIAGNOSTIK

Mit 146 Abbildungen

Springer-Verlag

Berlin Heidelberg New York
London Paris Tokyo
Hong Kong Barcelona
Budapest

Dr. Wilhelm Schäberle
Klinik am Eichert
D-73006 Göppingen

Die Deutsche Bibliothek – CIP-Einheitsaufnahme
Schäberle, Wilhelm: Duplexsonographie in der Venendiagnostik / Wilhelm Schäberle. – Berlin; Heidelberg; New York; London; Paris; Tokyo; Hong Kong; Barcelona; Budapest: Springer, 1993

ISBN-13: 978-3-540-57145-2   e-ISBN-13: 978-3-642-78454-5
DOI: 10.1007/978-3-642-78454-5

Die Wiedergabe von Gebrauchsnamen, Handelsnamen, Warenbezeichnungen usw. in diesem Werk berechtigt auch ohne besondere Kennzeichnung nicht zu der Annahme, daß solche Namen im Sinne der Warenzeichen- und Markenschutz-Gesetzgebung als frei zu betrachten wären und daher von jedermann benutzt werden dürften.

Produkthaftung: Für Angaben über Dosierungsanweisungen und Applikationsformen kann vom Verlag keine Gewähr übernommen werden. Derartige Angaben müssen vom jeweiligen Anwender im Einzelfall anhand anderer Literaturstellen auf ihre Richtigkeit überprüft werden.

Satz: K+V Fotosatz GmbH, Beerfelden
21/3130-5 4 3 2 1 0 – Gedruckt auf säurefreiem Papier

VORWORT

In den letzten 5 Jahren etablierte sich die Sonographie zunehmend in der Phlebologie. Die Phlebographie als bisheriges Gold-Standard in der Diagnostik der tiefen Beinvenenthrombose kann durch ein nichtinvasives, rasch durchführbares, kostengünstiges Verfahren, nämlich die Sonographie, abgelöst werden.

Die Sonographie erlaubt als nichtinvasive, jederzeit wiederholbare Methode eine engmaschige Verlaufsbeobachtung, z. B. in der Lysetherapie von tiefen Beinvenenthrombosen. Verlaufsbeobachtung und Beurteilung von Spätergebnissen nach verschiedenen therapeutischen Maßnahmen wie auch der Spontanrekanalisation (z. B. von Beckenvenenthrombosen) führen zu einer Veränderung der Therapiekonzepte und erlauben ein differenzierteres Vorgehen. Durch Anhaltspunkte über das Thrombosealter wird dies noch unterstützt.

Die rasch erlernbare Methode wie auch das kostengünstige örtlich und zeitlich ungebunden einsetzbare Verfahren erlauben eine Vorverlagerung der Diagnostik von Thrombosen und damit die Möglichkeit der Therapie zur Restitutio ad integrum. Von der Einsetzbarkeit der Methode auf der Intensivstation profitieren Patienten nach Traumen und großen Operationen. Ein in der Venensonographie geschulter niedergelassener Phlebologe, Angiologe, Internist oder praktischer Arzt kann in der Praxis eine Differenzierung von Venenerkrankungen vornehmen, rasch und zuverlässig das Vorliegen einer Venenthrombose diagnostizieren und die adäquate Therapie einleiten.

Die Frage der tiefen Beinvenenthrombose läßt sich in über 90% B-bildsonographisch zuverlässig und sicher klären. In der

Diagnostik von Becken- und Unterschenkelvenenthrombosen ist die Duplexsonographie in vielen Fällen hilfreich. Entscheidende Vorteile gegenüber der B-Bildsonographie ergeben sich in der Verlaufskontrolle nach Lyse und zur Beurteilung der Rekanalisation sowie in der Diagnostik des postthrombotischen Syndroms und der Varicosis.

Die farbkodierte Duplexsonographie wird hier nicht näher beleuchtet, da sie nur bei wenigen Fragestellungen zusätzlich hilfreich ist und statistisch in Studien keine Verbesserung bringt. Der geringen Zeitersparnis stehen weitaus höhere Kosten gegenüber, die den Einsatz in der Routinediagnostik nicht rechtfertigen.

Der Leitfaden beschränkt sich auf die Duplexsonographie der peripheren Venen und soll dem Arzt in Klinik und Praxis die diagnostischen Möglichkeiten der Sonographie in der Phlebologie nahebringen. In der Venendiagnostik hilfreiche Funktionstests werden erläutert und auch das sonographische Bild seltener Krankheitsbilder illustriert.

Besonderes Schwergewicht wird auf die Thrombosediagnostik der tiefen Beinvenen gelegt. Dabei werden Normalbefund und pathologische Befunde der einzelnen Gefäßprovinzen abgebildet und die verschiedenen Krankheitsbilder gemäß dem Untersuchungsablauf zunächst im B-Bild (meist im Querschnitt) mit Kompressionstest (auf der rechten Bildhälfte) dargestellt und folgend bei Darstellung der Vene im Längsschnitt das entsprechende für das Krankheitsbild charakteristische Flußsignal gezeigt. Mit der reichen Bebilderung soll die Anleitung die Möglichkeit zum autodidaktischen Erlernen der Methode sowie zur Erweiterung bestehender Grundkenntnisse bieten.

INHALTSVERZEICHNIS

ABKÜRZUNGEN IN DEN ABBILDUNGEN

A	Arterie
V	Vene
Komp	Kompression
Dekomp	Dekompression
V fem	V. femoralis
V fem sup (VFS)	V. femoralis superficialis
V prof fem (VPF)	V. profunda femoris
V pop (VP)	V. poplitea
V tib post	V. tibialis posterior
V tib ant	V. tibialis anterior
V fib	V. fiburalis
„A-sound"	augment sound, provoziertes Strömungssignal
V subcl	V. subclavia
V saph m (VSM)	V. saphena magna
V saph p (VSP)	V. saphena parva
Th	Thrombus
A.I.I	A. iliaca interna
V.I.I	V. iliaca interna
A.I.E	A. iliaca externa
V.I.E	V. iliaca externa
V.I.C	V. iliaca communis
VC	V. cava
VK	Venenklappen
Z	Zystische Strukturen

EINFÜHRUNG

Die beiden gefürchteten Komplikationen Lungenembolie und postthrombotisches Syndrom erfordern das frühzeitige und sichere Erkennen einer tiefen Becken- und Beinvenenthrombose, um eine adäquate Therapie einzuleiten. Verschiedene, nichtinvasive Untersuchungen (Plethysmographie, Lichtreflexionsrheographie, Dopplersonographie) wurden entwickelt, um frühzeitige Hinweise für das Vorliegen einer tiefen Beinvenenthrombose zu bekommen und evtl. eine phlebographische Untersuchung einzuleiten. Die Dopplersonographie als funktionelle Methode hat dabei wertvolle Hinweise auf eventuelle Veränderungen der venösen Hämodynamik geliefert. Die Dokumentation des pathologischen Geschehens mußte jedoch die Phlebographie liefern. Die Duplexsonographie vereint auf nichtinvasivem Wege durch Ultraschall-B-Bild und Ultraschall-Doppler die Möglichkeit, gleichzeitig anatomische und funktionelle Befunde zu erheben. So kann auf einfachem Wege eine Venenthrombose diagnostiziert werden, die Methode kann jedoch auch Einblick in komplexe pathophysiologische Veränderungen des Venensystems geben.

In die duplexsonographische Diagnostik gehen einerseits die Kriterien des B-Bildes und andererseits die der Dopplerspektralanalyse ein.

Grundlage der Venendiagnostik ist die Beurteilung des Gefäßes im B-Bild. Nach Darstellung und Identifizierung (Abb. 1) werden die Venen im Rahmen der Thrombosediagnostik nach folgenden Kriterien beurteilt:

- Kompressibilität der Vene,
- Aufweitung der Vene,
- direktes Sichtbarwerden eines echoreichen Thrombus,
- Beurteilung umgebender Weichteilstrukturen (venöse Abflußstörung).

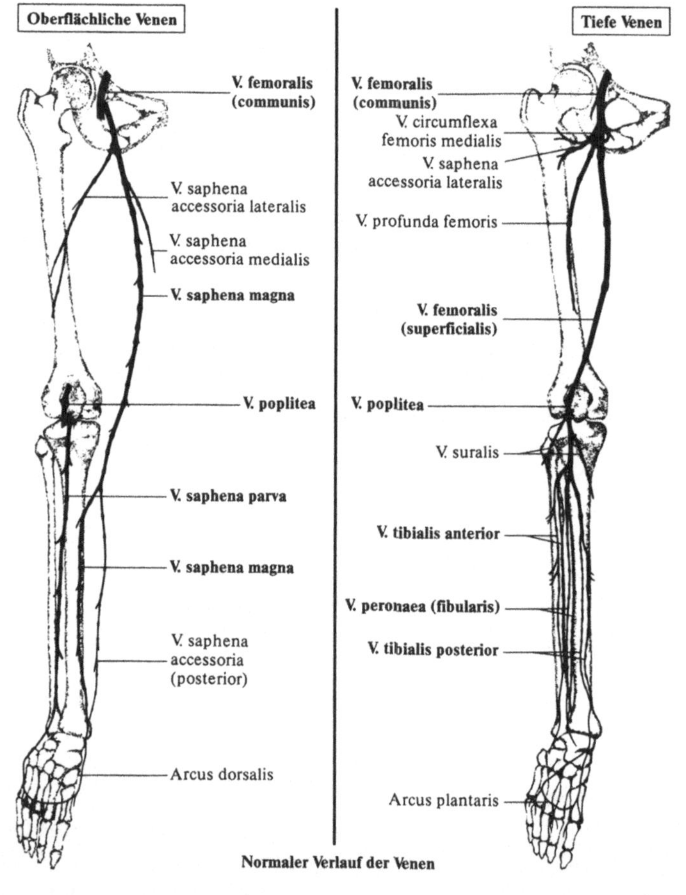

Abb. 1. Röntgenanatomie der großen Venen der unteren Extremität (Abdruck mit freundlicher Genehmigung der Eastman Kodak Company)

Weiterhin dient das B-Bild in der folgenden dopplersonographischen Untersuchung zur Plazierung des Meßvolumens („sample volume") sowie zur Bestimmung des „Dopplereinfallswinkels". Ergänzend zur B-Bildsonographie liefert die Ableitung des Dopplerspektrums qualitative und quantitative Informationen über den venösen Blutfluß. Kriterien sind Atemabhängigkeit und Seitengleichheit des venösen Blutflusses. Im Falle einer Thrombose zeigt sich (Abb. 2)

– in der Vene ein Nullfluß bei okkludierendem Thrombus,
– ein reduzierter, nicht atemabhängiger oder vermindert

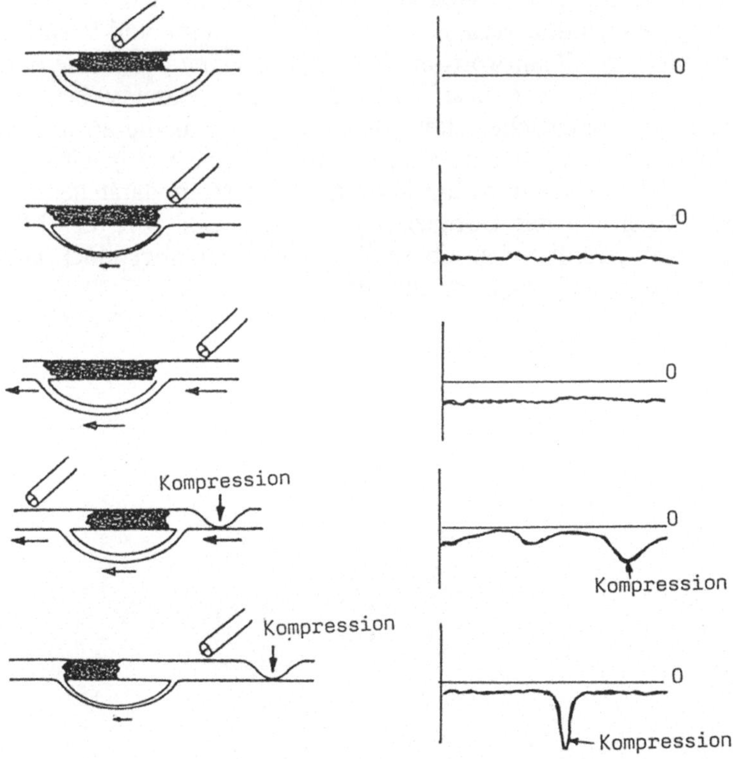

Abb. 2. Dopplerspektren bei Thrombose; Funktionstests

atemabhängiger Fluß bei einem proximaler gelegenen Thrombus,

- ein manchmal hochfrequentes, nicht atemabhängiges Fluß-signal entlang von partiell thrombosierten Venen bzw. um-flossenen Thromben,
- ein reduziertes provozieres Signal und pathologisches Kom-pressions-/Dekompressions-Testergebnis bei vor- oder nach-geschalteten Thrombosen.

Zur Diagnostik und Bewertung der Klappeninsuffizienz bei der chronisch venösen Insuffizienz wird während der Funktions-tests das Dopplerfrequenzspektrum ausgewertet. Bei der Vari-cosis ist die Beurteilung der Klappeninsuffizienz im Mün-dungsbereich und Verlauf der V. saphena magna und V. saphe-na parva zur Beantwortung der Frage, ob eine proximale oder distale Stammveneninsuffizienz oder eine Seitenast-Varicosis vorliegt, von entscheidender Bedeutung für das therapeutische Vorgehen. Duplexsonographisch läßt sich die Klappeninsuffi-zienz nachweisen und das dilatierte Venensystem darstellen. Bei der Ableitung des Dopplerfrequenzspektrums wird der Fluß auf den Schallkopf zu oberhalb der Nullinie abgebildet, vom Schallkopf weg dagegen unterhalb.

UNTERSUCHUNGSTECHNIK

Patientenlagerung

In der Rückenlage des Patienten werden die Iliakalgefäße und die V. femoralis (Abb. 3) untersucht. Dabei kann die kontinuierliche Darstellung der Iliakalgefäße durch Darmperistaltik und intestinalen Luftgehalt gestört werden. Die V. poplitea ist entweder in Rückenlage mit leicht angewinkeltem Knie oder in Bauchlage zu untersuchen. In Bauchlage sollte im Bereich der Knöchelregion ein Kissen unterlegt werden, um die Füße etwas anzuheben, so daß die Knieregion entspannt ist. Die Unterschenkelvenen sind am liegenden Patienten manchmal nahezu kollabiert. Die Untersuchung der Unterschenkelvenen (Abb. 4) kann ebenfalls in Bauchlage oder aber am sitzenden Patienten durchgeführt werden, um eine bessere Venenfüllung zu erreichen. Durch einen Tourniquet oberhalb des Kniegelenks kann ebenfalls eine bessere Unterschenkelvenenfüllung erzielt werden. Die V. subclavia wird von supraklavikulär und im weiteren Verlauf nach distal von der Mohrenheim-Grube aus dargestellt. Nach distal können die V. axillaris von der Axilla und die V. brachialis am Oberarm von medial beschallt werden.

Geräteeinstellung

Eine gute Beurteilung der Beinvenen ist nur mit hochfrequenten Schallköpfen möglich (z. B. 7,5 MHz). Für die Darstellung der Iliakalgefäße sollten Schallköpfe mit einer Sendefrequenz

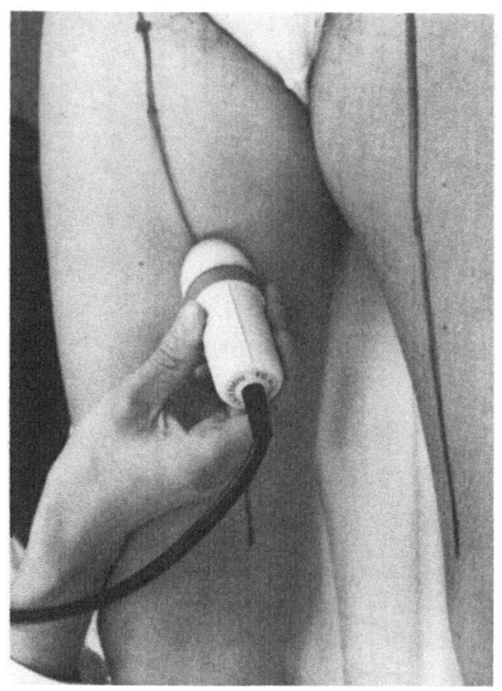

Abb. 3. Untersuchung der V. femoralis

von 3,5 – 5 MHz eingesetzt werden. Nur bei sehr schlanken Patienten ist das gesamte Becken- und Beingefäßsystem mit einem 7,5 MHz-Schallkopf untersuchbar. Für qualitative und quantitative Messungen des Blutflusses wird der Dopplerstrahl in das B-Bild eingeblendet, das Meßvolumen („sample volume") im Gefäß plaziert und so weit gestellt, daß es den gesamten Gefäßdurchmesser abdeckt. Der Dopplerstrahl wird so zum Gefäß gelegt, daß der Dopplereinfallswinkel zwischen Gefäßlängsachse und Dopplerstrahl möglichst gering ausfällt. Für qualitative Flußmessungen sollte der Dopplereinfallswinkel 70° nicht überschreiten, für quantitative weniger sein als 60°. Bessere Einfallswinkel können auch durch Drehen und Kippen des

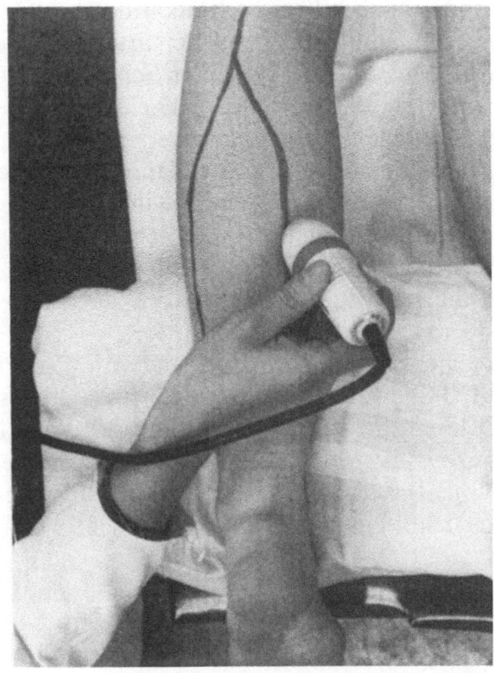

Abb. 4. Untersuchung der Unterschenkelvenen (dorsale und posteriomediale Schallkopfposition; anteriore Schallkopfsituation nicht abgebildet)

Transducers erreicht werden. Das Dopplerspektrum kann mit den meisten Duplexsonographiegeräten parallel oder alternierend mit dem B-Bild (B- und D-Mode) oder aber kontinuierlich im D-Mode dargestellt werden. Die Dopplerinformation wird als Spektrum dargestellt und kann mit Meßprogrammen weiterverarbeitet werden.

Die mittlere Blutflußgeschwindigkeit kann über mehrere Atemzyklen mit einem Programm V mean (intensitätsgerichtete, zeitlich gemittelte Blutflußgeschwindigkeit über eine spezielle geräteseitige Software) bestimmt werden. Quantitative Blutflußmessungen an Venen sind in der Diagnostik der tiefen Beinvenenthrombosen und der chronisch venösen Insuffizienz weder notwendig noch hilfreich. Indikationen dafür wären die Abschätzung des Shuntvolumens bei arteriovenösem Shunt, hier ist aber die Messung im arteriellen Schenkel genauer. Flußmessungen zur Verlaufskontrolle bei Therapie mit Venentonika sind mit großer Zurückhaltung zu bewerten. Die für die quantitative Venenflußmessung notwendige Durchmesserbestimmung enthält schwer beeinflußbare Fehlerquellen. Vor allem die atemabhängigen und pulsynchronen Durchmesserschwankungen in großen Venen sind schwer bestimmbare Größen.

Sendeleistung und Empfangsverstärkung sind so zu regeln, daß Übersteuerung vermieden wird.

Wandfilter dienen der Unterdrückung von niederfrequenten Rausch- und Gefäßwandsignalen. Für Messungen an venösen Gefäßen mit langsamen Blutflüssen muß der Wandfilter möglichst niedrig gewählt werden, da sonst das Dopplerspektrum verfälscht wird. Bei hohem Wandfilter und niedriger Flußgeschwindigkeit kann ein Nullfluß vorgetäuscht werden.

Untersuchungsablauf und Methode

Die Vene wird am einfachsten im Querschnitt aufgefunden und in ihrem Verlauf verfolgt. Die engmaschige Kontrolle auf Komprimierbarkeit der Vene ist im Querschnitt am zuverlässigsten, weil, wie gelegentlich im Längsschnitt zu befürchten, ein Abgleiten von der Mittellinie nicht möglich ist, wobei durch das Verschwinden aus dem Bildausschnitt ein Zusammendrücken vorgetäuscht würde.

Bedingt durch den niedrigen Druck im Venensystem kann die dünnwandige Vene, im Gegensatz zur Arterie, bereits durch geringen Druck von außen komprimiert werden.

Schon ein zu kräftiges Aufsetzen des Schallkopfs bei der Untersuchung kann die Vene zum Kollabieren bringen und damit das Auffinden erschweren. Weiterhin wird die Venenweite beurteilt. Normalerweise zeigt die Vene im Bereich des tiefen Beinvenensystems etwa den Durchmesser (oder nur geringfügig mehr) der parallel verlaufenden Arterie. Echoreichere Thrombosen lassen sich direkt im B-Bild darstellen.

Die V. iliaca ist v. a. bei korpulenteren Personen nicht vollständig komprimierbar. Dieses Kriterium ist daher bei Beckenvenen nicht zuverlässig verwertbar, eine okkludierende Thrombose ist aber durch partielle Komprimierbarkeit meist auszuschließen. Typische atem- und pulssynchrone Schwankungen einer nichtthrombosierten Vene können im M-Mode aufgezeichnet werden. Im M-Mode läßt sich auch die Venenkompressibilität dokumentieren. Darmgasüberlagerungen können die kontinuierliche Einschallbarkeit der V. iliaca einschränken. Deshalb ist die Ableitung des Dopplerspektrums im Bereich der distalen V. iliaca diagnostisch aufschlußreich. Bewertungskriterien sind der Seitenvergleich des Blutflusses und atemabhängige Schwankungen.

Bei nicht komprimierbarer tiefer Beinvene wird neben dem Venendurchmesser im Längsschnitt und Querschnitt die Echogenität des Veneninhalts und die Abgrenzbarkeit der Venenwand beurteilt. Die normale offene Vene ist im B-Bild echoarm oder echolos dargestellt. Fließendes Blut mit sehr langsamer Flußgeschwindigkeit zeigt gelegentlich intraluminale Echos. Sie dürfen nicht mit stationären Echos, die als direkte Zeichen einer Venenthrombose zu werten sind, verwechselt werden. Die Echodichte des Gefäßlumens ist abhängig vom Gain. Daher ist für die Beurteilung v. a. der Vergleich der Echogenität mit der begleitenden Arterie wichtig. Anhaltskriterien für eine frische Thrombose sind die Aufweitung auf den über 2fachen Durchmesser der parallel verlaufenden Arterie, ein echoarmer, homogener Thrombus und eine gute Abgrenzbarkeit der Venenwand vom thrombotischen Material. Mit zunehmendem Alter und zunehmender Organisation der Thrombose nimmt der Venendurchmesser ab, der Thrombus wird echoreicher und v. a. inhomogener. Die Venenwand ist schlechter abgrenzbar. Im Bereich der thrombosierten Vene wird der Dopplerstrahl in möglichst spitzem Winkel zum Gefäß eingestellt, das „sample volume" zunächst der gesamten Venenweite angepaßt und das Dopplerspektrum abgeleitet. Im Falle eines Flußnachweises werden mit

möglichst kleinem „sample volume" verschiedene Bezirke, v. a.
die Randbezirke des Thrombus, abgetastet. Somit läßt sich
nachweisen, ob der Thrombus umflossen oder sogar flottierend
ist.

Hilfreich in der Darstellung eines flottierenden Thrombus ist
auch bei Einstellung des proximalen Thrombusendes im Längs-
und Querschnitt ein vorsichtig durchgeführter Valsalva-Versuch.

Die venöse Blutströmung zeigt atemabhängige Schwankungen. Bei Inspiration kommt der venöse Blutfluß bei ungehin-
dertem Abstrom durch die Erhöhung des abdominellen Venen-
drucks annähernd zum Stillstand. Bei Exspiration kommt es zu
einer herzwärts gerichteten Flußzunahme in Folge des abneh-
menden intraabdominellen Drucks. In den oberen Extremitä-
ten ist das Flußverhalten gegenläufig. Bei Exspiration sistiert
die Strömung, bedingt durch die Erhöhung des thorakalen
Druckes, bei Inspiration kommt es zu einer herzwärts gerichteten Flußzunahme.

Die Klappenfunktion wird durch den Valsalva-Versuch oder
in distaleren Venenabschnitten durch eine Kompression proximal der Ableitungsstelle geprüft. Bei intakten Klappen führt
die proximale Druckerhöhung zu einem Flußstillstand oder
höchstens zu einem kurzzeitigen, retrograden Fluß bis zum
vollständigen Klappenschluß. Der Klappenschluß verhindert
den weiteren Rückstrom in die Beinvenen.

Zur Untersuchung der Venenklappenfunktion bei post-
thrombotischem Syndrom oder Varicosis wird die zu untersu-
chende Vene im B-Bild längs dargestellt und das „sample volume" adäquat im Gefäß plaziert. Während eines Valsalva-Versuchs oder des Kompressions-/Dekompressions-Tests (K-/D-
Test) wird das Dopplerspektrum abgeleitet (s. S. 27–32).

NORMALBEFUNDE

Vena iliaca

Die Vv. iliacae communes verlaufen medial und dorsal der Ilia-
kalarterien. Sie sind außer im distalen Abschnitt, in vielen Fällen nicht vollständig komprimierbar und v. a. bei korpulenten
Personen oft kaum kompressibel.

In Abb. 5 ist eine unauffällige V. iliaca externa dargestellt. Im
M-Mode (rechts) läßt sich die Vene nicht vollständig − ledig-
lich von 13 auf 4 mm − komprimieren.

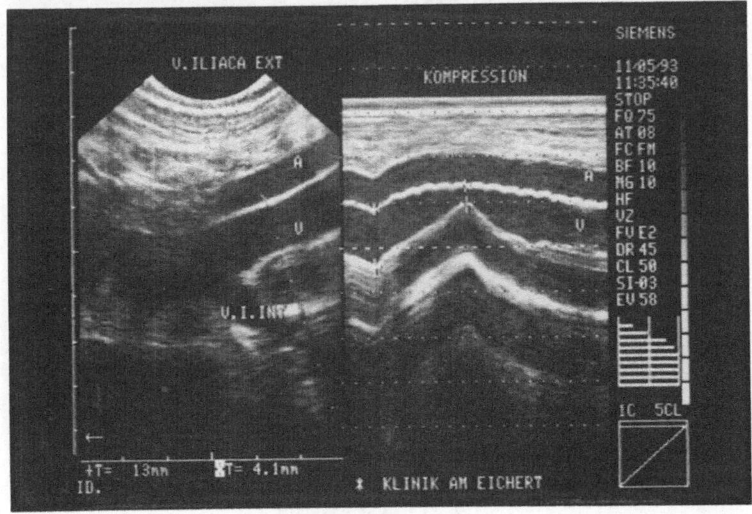

Abb. 5. Kompressionstest einer unauffälligen V. iliaca externa (M-Mode)

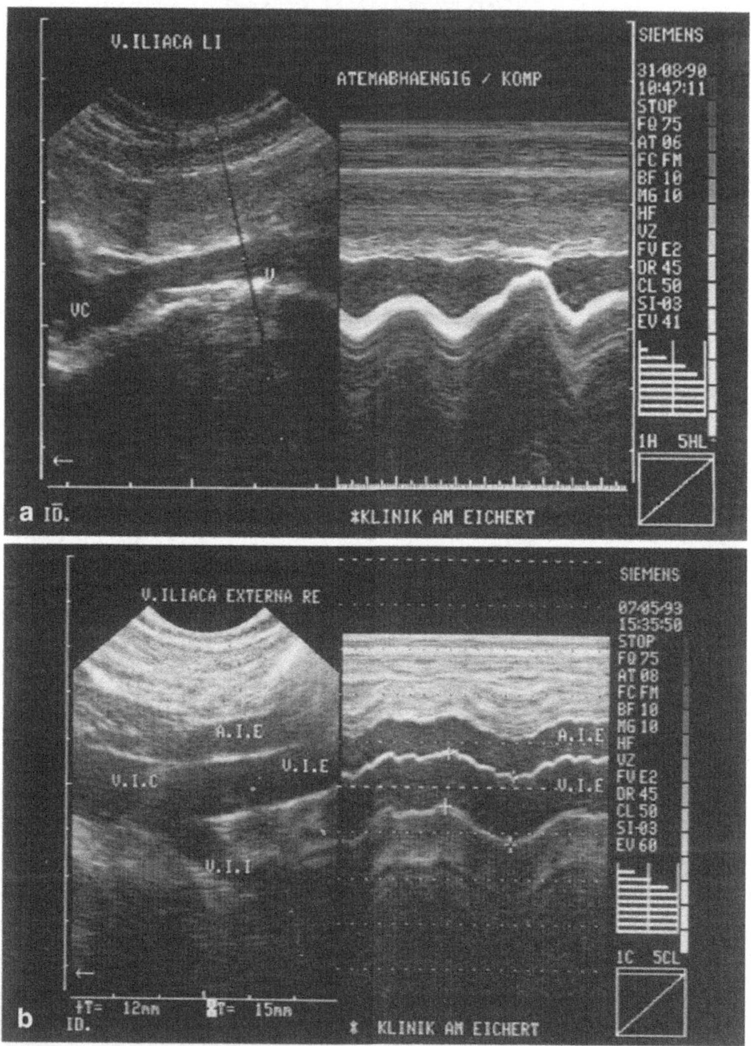

Abb. 6a, b. Durchmesserschwankungen (M-Mode); *a* V. iliaca communis, *b* V. iliaca externa

Die V. iliaca zeigt wie die V. cava atemabhängige und puls-synchrone Schwankungen (Abb. 6a, b). Diese lassen sich im M-Mode gut darstellen. Eine thrombosierte Vene zeigt diese Schwankungen des Durchmessers nicht, aber auch eine rekana-lisierte Vene zeigt oft wenig Spontanbewegungen, bedingt durch eine postthrombotische Rigidität der Venenwand. Im B-Bild ist die von dorsal einmündende V. iliaca interna darge-stellt. Abb. 7 zeigt die Iliakalgefäße im Querschnitt. Bei einem schlanken Patienten ist die Vene rechts unter Kompression voll-ständig kollabiert.

Der Fluß in der V. iliaca ist atemabhängig, er ähnelt dem Flußspektrum der V. cava inferior. Außerdem kann sich die von der V. cava bekannte typische Beziehung des Spektrums zur Herzaktion zeigen (Abb. 8a). In der distalen V. iliaca externa nimmt der Fluß bei Bauchatmung in der Inspiration ab. Wenn wegen Darmgasüberlagerung die V. iliaca nicht in ganzer Län-ge einsehbar ist, kann durch Ableitung des Dopplerfrequenz-

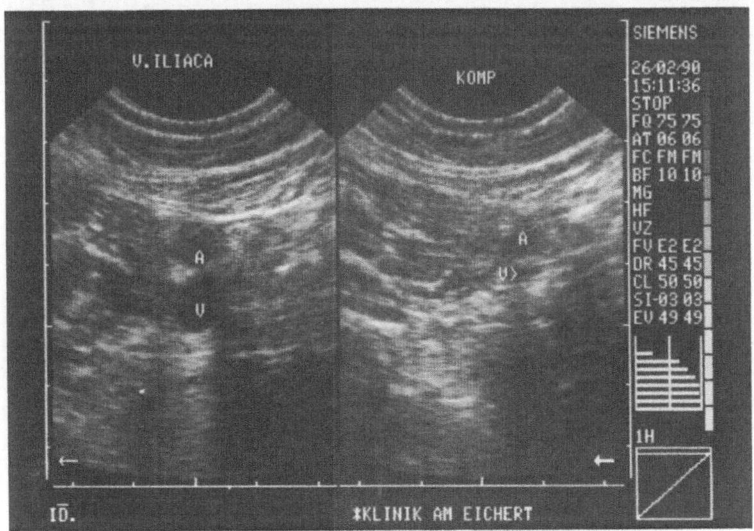

Abb. 7. Kompressionstest der V. iliaca externa im Querschnitt

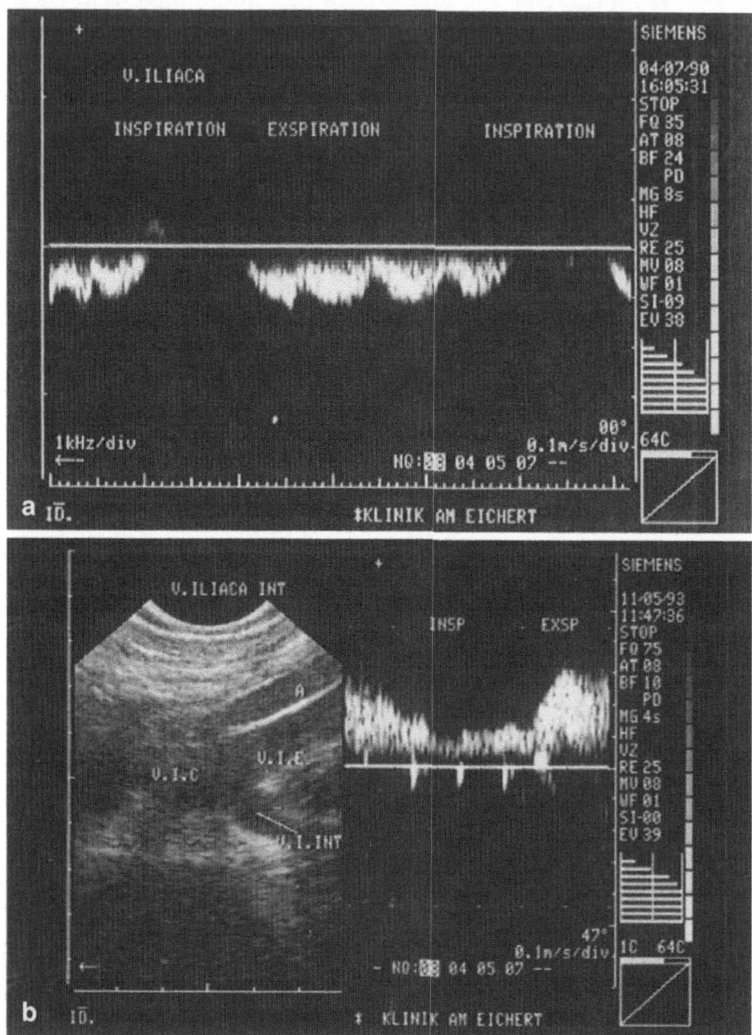

Abb. 8a, b. Dopplerfrequenzspektren; *a* V. iliaca communis, *b* V. iliaca interna

spektrums in der distalen V. iliaca externa knapp oberhalb des Leistenbandes ein den Abfluß behindernder Thrombus ausgeschlossen werden. Dabei ist ein normaler Fluß seitengleich und atemabhängig. Eine thrombotische Wandauflagerung oder ein aus der V. iliaca interna hervorragender Thrombuszapfen kann aber nur in der kontinuierlichen duplexsonographischen Darstellung ausgeschlossen werden (Abb. 8 b).

Die V. iliaca interna führt das Blut der Organe des kleinen Beckens ab und vereinigt sich vor dem Kreuzbein-Darmbein-Gelenk mit der V. iliaca externa zur V. iliaca communis. Bei Lungenembolien ohne nachweisbare Beinvenenthrombose muß als Emboliequelle ein Thrombuszapfen aus der V. iliaca interna in Betracht gezogen weden und die V. iliaca-interna-Mündung duplexsonographisch deshalb genau inspiziert werden.

Vena femoralis

Knapp unterhalb des Leistenbandes mündet von medial und ventral die V. saphena magna in die V. femoralis communis. Einige Zentimeter distal davon teilt sie sich in die V. profunda femoris und V. femoralis superficialis. Die parallel verlaufende Arterie teilt sich proximaler auf. Die V. profunda femoris geht wie auch die Arterie nach dorsal ab und ist je nach Schallbedingungen über die ersten 4–8 cm nach Abgang beurteilbar (Abb. 9). Die V. femoralis communis verläuft medial der Arterie, die V. femoralis superficialis dorsal der A. femoralis. Die unauffällige V. femoralis ist leicht komprimierbar (Abb. 10).

Die V. femoralis zeigt einen atemabhängigen Fluß mit Flußzunahme in der Exspiration (Abb. 11). Im Valsalva-Versuch nur kurzzeitiger Rückstrom bis zum vollständigen Klappenschluß.

Das gleiche atemabhängige Strömungsverhalten zeigt die V. profunda femoris (Abb. 12). Bei muskulösen Oberschenkeln läßt sich bei fehlender vollständiger Komprimierbarkeit in der Ableitung des Dopplerfrequenzspektrums die Offenheit der V. profunda femoris prüfen. Sie zeigt sich in Verlauf und Auftei-

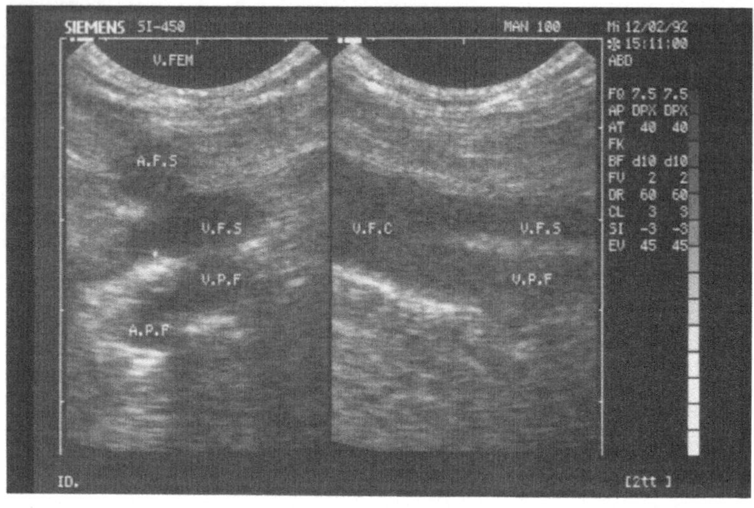

Abb. 9. Bifurkation der V. femoralis im Querschnitt (*links*) und im Längsschnitt (*rechts*)

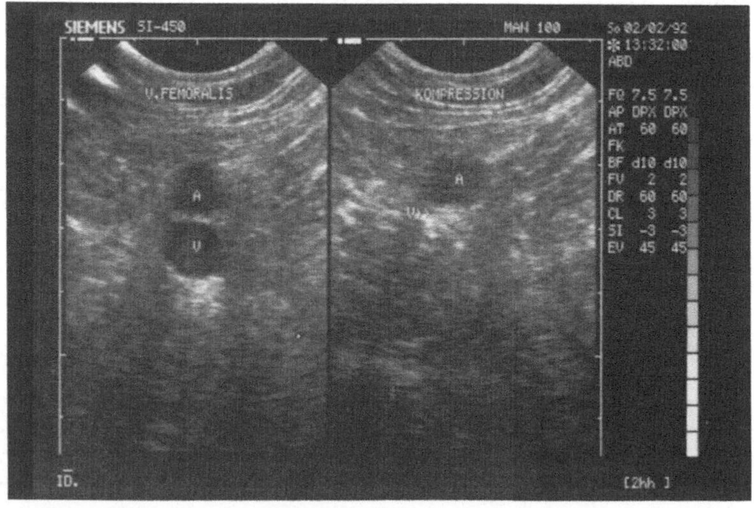

Abb. 10. V. femoralis superficialis, Kompressionstest

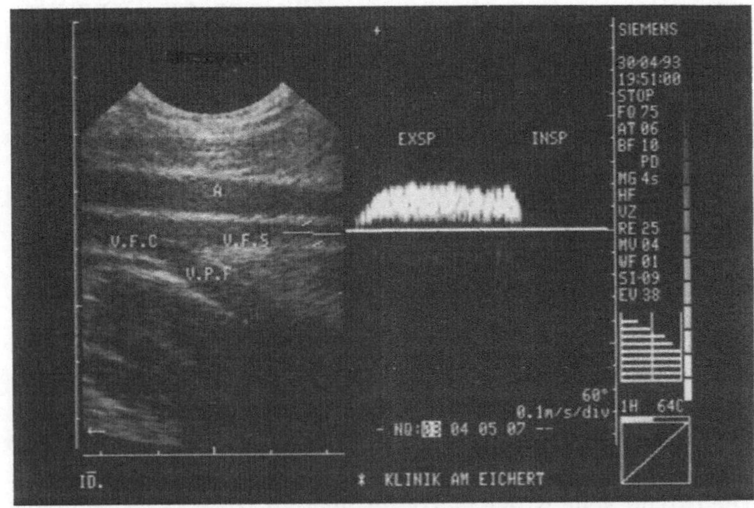

Abb. 11. V. femoralis superficialis, Dopplerfrequenzspektrum

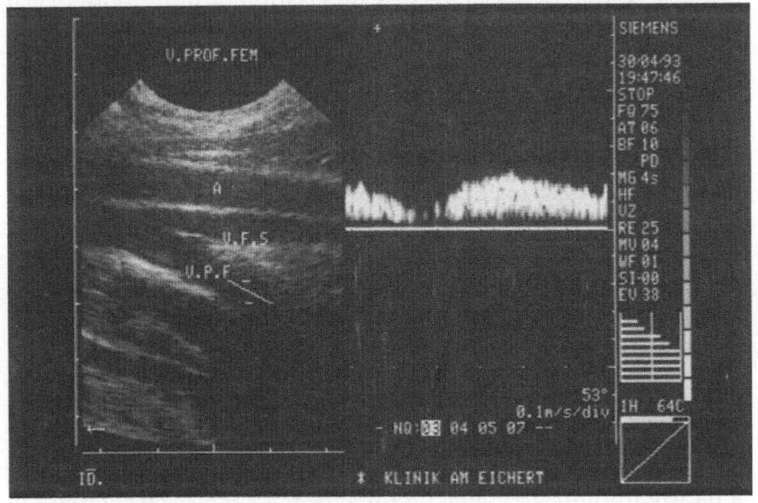

Abb. 12. V. profunda femoris, Dopplerfrequenzspektrum

lung oft variantenreich, und die Ableitung des Dopplerfrequenzspektrums dient auch zur Differenzierung der Vene von arteriellen Profundaästen.

Bei der Thrombosediagnostik ist der manchmal gedoppelte Verlauf der V. femoralis superficialis zu beachten. Im Bereich des Adduktorenkanals ist die Vene zum Teil schlechter einsehbar. Zur vollständigen Kompression muß hier oft von dorsal der Muskel gegen Vene und Schallkopf gedrückt werden.

Vena poplitea

Kranial in der Fossa poplitea liegt die V. poplitea lateral der Arterie. Während ihres Verlaufs durch die Fossa poplitea kommt die Vene allmählich weiter dorsal der Arterie zu liegen, also schallkopfnäher bei der Untersuchung von der Kniekehle aus. Die offene Vene ist leicht komprimierbar (in Abb. 13 rechts ist die kollabierte Vene unter Kompression nicht mehr sichtbar). Distal in der Fossa poplitea bilden sich die Vv. tibiales aus der V. poplitea, manchmal finden sich auch 2 Vv. popliteae.

Die V. saphena parva liegt in einer Duplikatur der Fascia cruris zwischen den Gastroknemiusköpfen und perforiert in abwechselnder Höhe die Faszie, um in die tiefer gelegene V. poplitea einzumünden. Etwas weiter distal mündet die V. suralis.

Der Fluß ist atemabhängig (Abb. 14). Bei Kompression (Abb. 15) des Unterschenkels (Komp US) läßt sich ein „A-sound" (provoziertes Strömungssignal) auslösen; bei Kompression des Oberschenkels (Komp OS) zeigt sich ein Flußstop oder geringer Rückfluß (bis zum Klappenschluß) und beim Lösen ein provoziertes Signal („A-sound"). Vor- oder nachgeschaltete Strömungshindernisse dämpfen den „A-sound".

Unterschenkelvenen

Die V. poplitea zweigt sich im proximalen Unterschenkel in die 3 paarig und mit den gleichnamigen Arterien verlaufenden Unterschenkelleitvenen auf (Abb. 16).

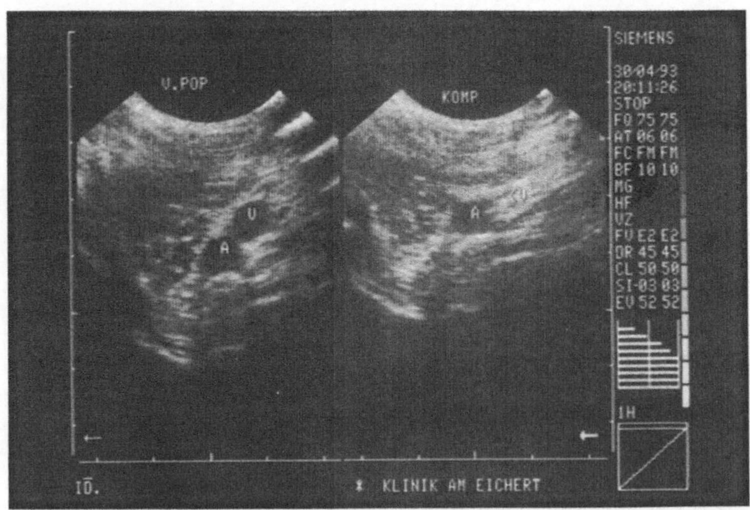

Abb. 13. V. poplitea, Kompressionstest

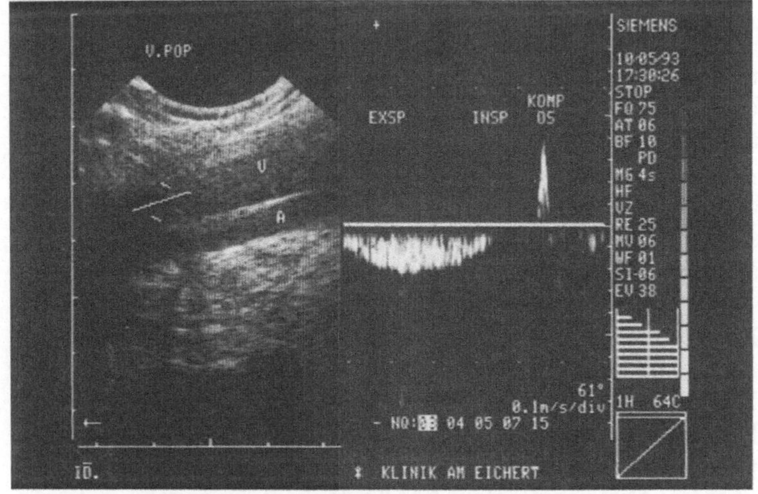

Abb. 14. V. poplitea, Dopplerfrequenzspektrum

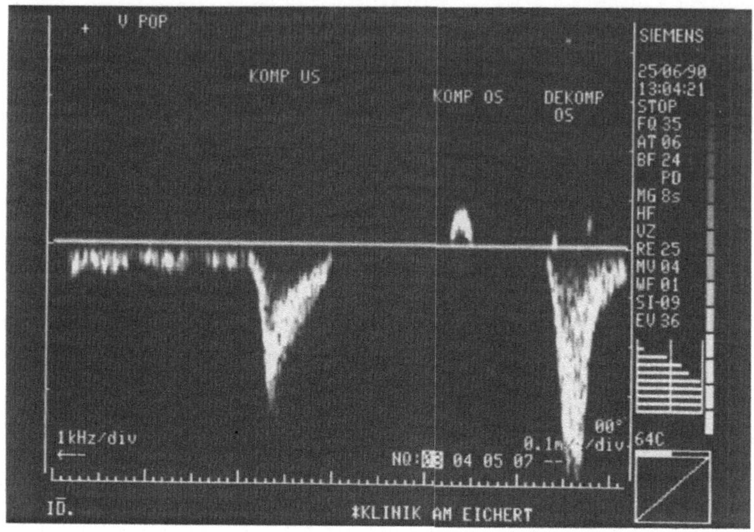

Abb. 15. V. poplitea, provoziertes Signal

Die V. tibialis anterior tritt durch die Membrana interossea cruris in die Extensorenloge und ist in ihrem Verlauf von ventral beschallt dorsal des M. extensor hallucis longus und des M. extensor digitorum longus relativ fibulanah auffindbar (Abb. 17).

Im Bereich der Fascia cruris profunda unterhalb des M. triceps surae verlaufen dorsolateral der Tibia die Vasa tibialia posteriora und medial der Fibula die Vasa fibularia. Bei Kompression kollabiert die Vene wie rechts in der Abb. 17 dargestellt.

Die Unterschenkelvenen sind z. T. fast kollabiert und verlaufen paarweise mit der entsprechenden Unterschenkelarterie, welche für das Aufsuchen als Leitstruktur dient. Bei nahezu kollabierter Unterschenkelvene kann diese durch eine Abflußbehinderung durch ein Tourniquet oberhalb des Kniegelenks oder durch Untersuchung am sitzenden Patienten dargestellt werden. Die proximalen Abschnitte der Unterschenkelvenen sind im B-Bild meist gut darstellbar. Mit hochauflösenden

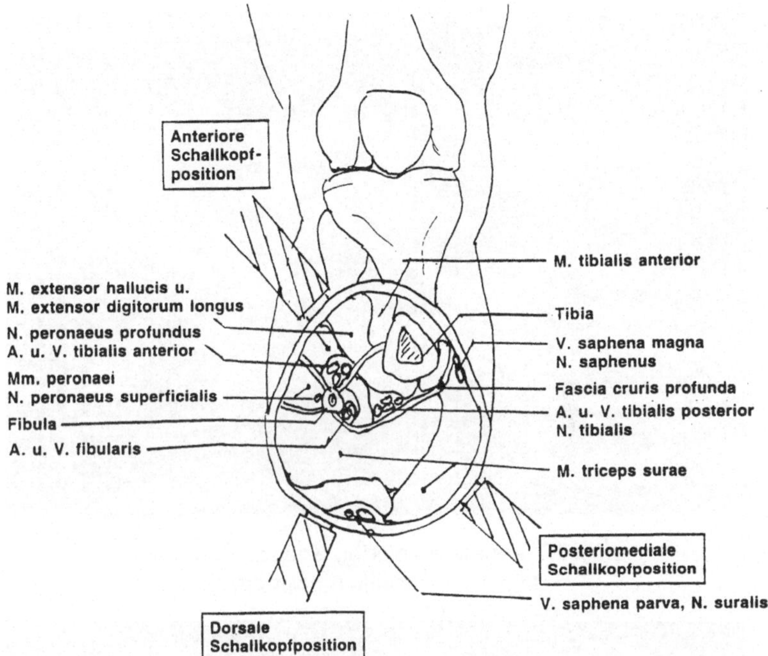

Abb. 16. Anatomischer Querschnitt durch den Unterschenkel

(hochfrequenten) Schallköpfen sind bei befriedigenden Schallbedingungen auch die distalen Unterschenkelvenen und die Muskelvenen darstellbar (Unterschenkelödeme z. B. erschweren die Beschallbarkeit). Die Abb. 18 zeigt die V. tibialis posterior und V. fibularis paarig angelegt im mittleren Unterschenkeldrittel. Bei Kompression rechts sind die Venen kollabiert und nur noch die A. tibialis posterior und A. fibularis dargestellt.

Pathognomonisch für eine frische Thrombose sind aufgeweitete echoarme tubuläre Strukturen neben der Arterie. Bei der Suche nach einer frischen Thrombose ist es daher nicht notwendig alle Unterschenkelvenen kontinuierlich nach distal darzustellen, sondern man kann sich auf die Suche nach diesen Strukturen beschränken und dann den Kompressionstest durchführen.

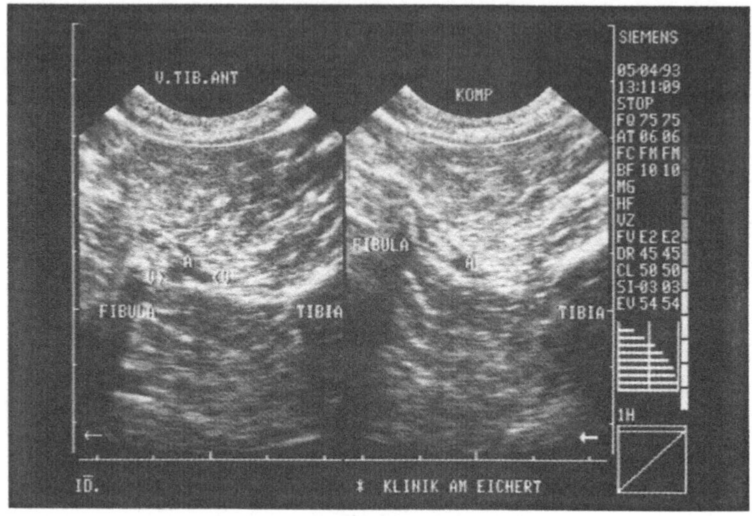

Abb. 17. V. tibialis anterior, Kompressionstest
(anteriore Schallkopfposition)

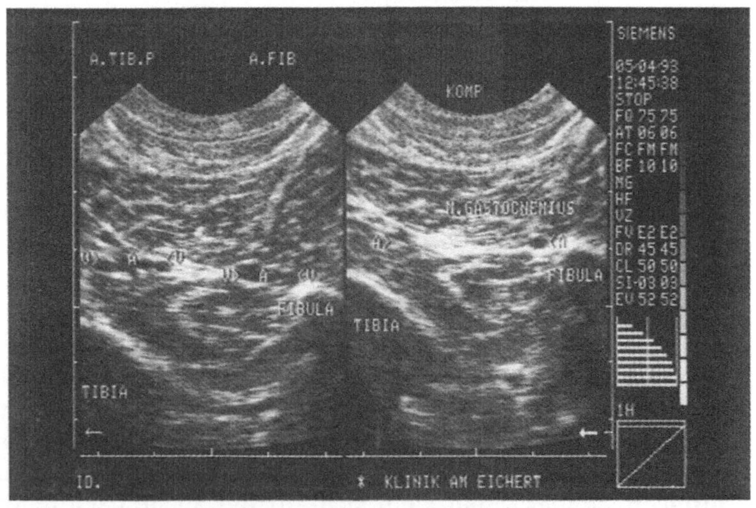

Abb. 18. Unterschenkelvenen, Kompressionstest
(dorsale Schallkopfposition)

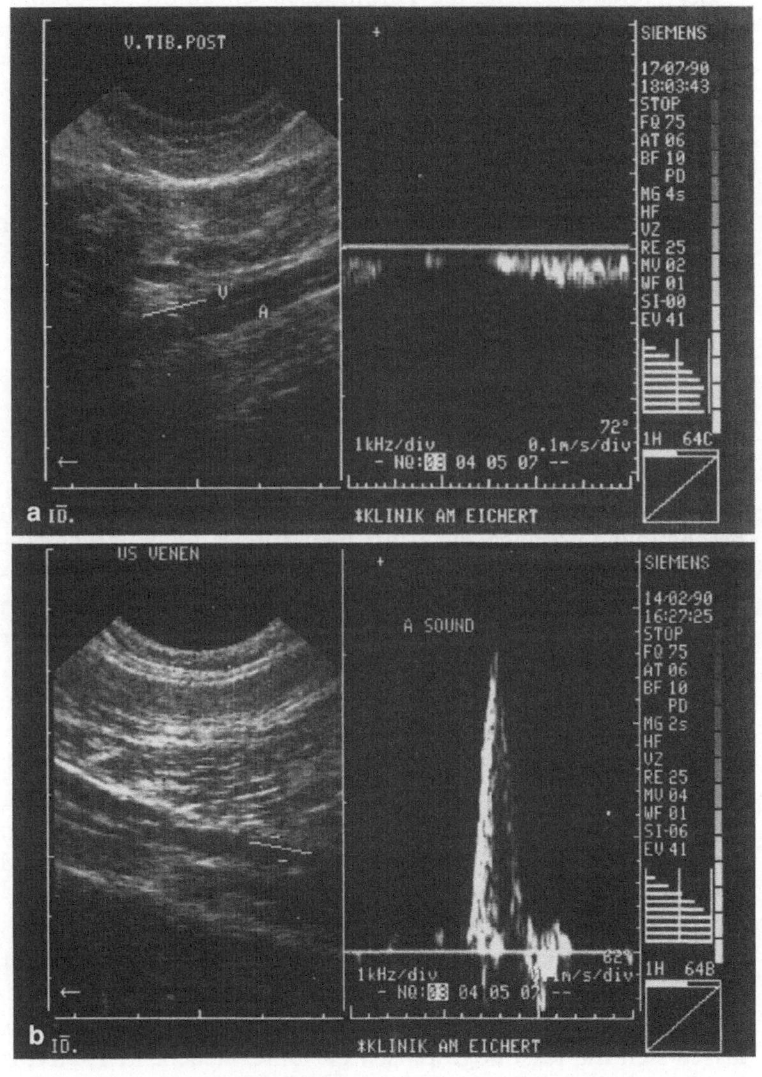

Abb. 19. a V. tibialis posterior, Dopplerfrequenzspektrum;
b V. tibialis posterior, provoziertes Signal

Bei älteren organisierten Thrombosen schrumpft der Thrombus jedoch, und das Venenlumen wird kleiner und schlecht von der umgebenden Muskulatur abgrenzbar. Dann muß durch Ableitung des Doppelfrequenzspektrums mit entsprechenden Funktionstests die Durchgängigkeit der Vene geprüft werden.

Die Unterschenkelvenen zeigen einen atemabhängigen Fluß mit Nullfluß in der Inspiration (Abb. 19a). Ein deutliches spitz verlaufendes provoziertes Signal durch Kompression über der distalen Wade oder des Fußes weist auf eine freie Durchgängigkeit in dem Venenabschnitt zwischen Schallkopf und Kompressionspunkt hin (Abb. 19b).

Vena subclavia, Vena axillaris und Vena jugularis

Die V. subclavia ist über die Supraklavikulargrube (Abb. 20) beschallbar und nach distal oft besser über die Mohrenheim-Grube verfolgbar. Die V. subclavia ist von supraklavikulär wenig komprimierbar. Die Abb. 20 zeigt, wie die V. subclavia im M-Mode rechts bei Kompression nur partiell kollabiert, davor und danach atemabhänige Durchmesserschwankungen der offenen Vene. Dorsal der Vene (V) verläuft die Arterie (A). Von der Mohrenheim'schen Grube aus ist die Vene gut komprimierbar (Abb. 21). Das Flußspektrum ist atemabhängig (Abb. 22), mit Flußzunahme in der Inspiration, und kardial moduliert. Typischerweise erzeugt die kardial bedingte Modulation ein zweigipfliges Dopplerspektrum mit einem 1. Gipfel während der Systole und einem 2. bei Öffnung der AV-Klappen. Während der Vorhofkontraktion vermindert sich der Blutfluß deutlich; er kann sistieren, selbst eine kurzzeitige Strömungsumkehr ist physiologisch möglich.

Die V. jugularis und die V. axillaris wie auch die V. brachialis lassen sich duplexsonographisch gut untersuchen. Leitstruktur ist die parallel verlaufende Arterie. Die V. brachialis und V. axillaris sind wie auch die V. jugularis leicht komprimierbar und zeigen einen atemabhängigen Fluß.

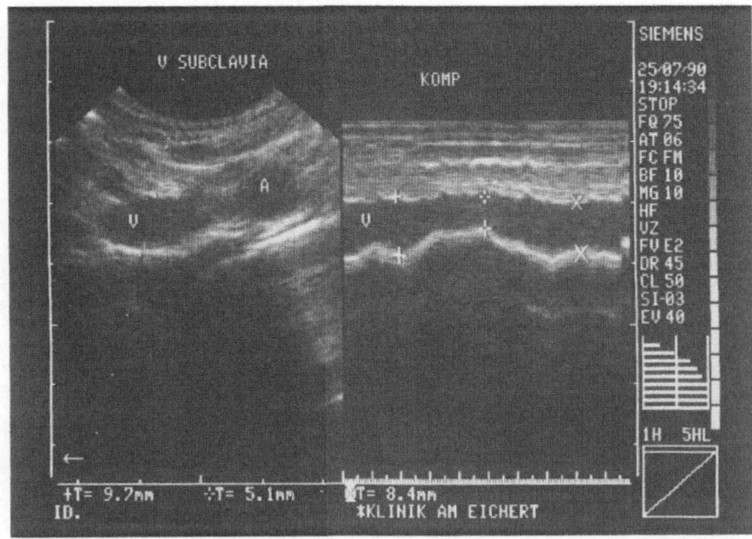

Abb. 20. V. subclavia, Kompressionstest von supraklavikulär

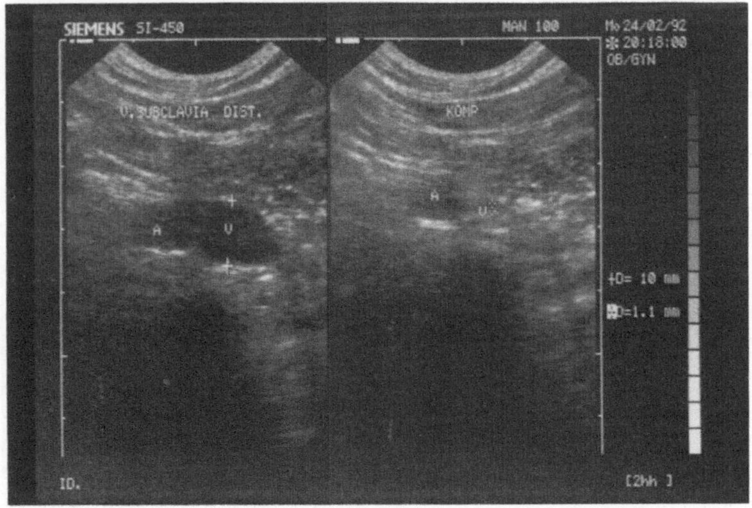

Abb. 21. V. subclavia V. axillaris, Kompressionstest von der Mohrenheim-
Grube aus

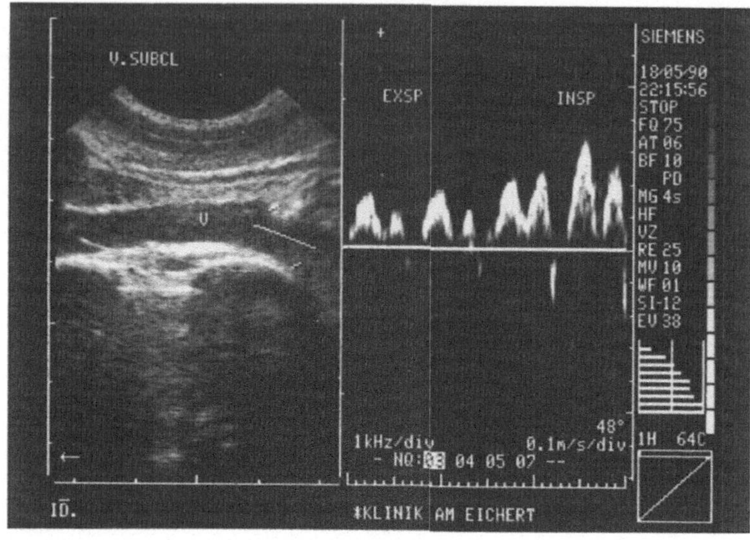

Abb. 22. V. subclavia, Dopplerfrequenzspektrum

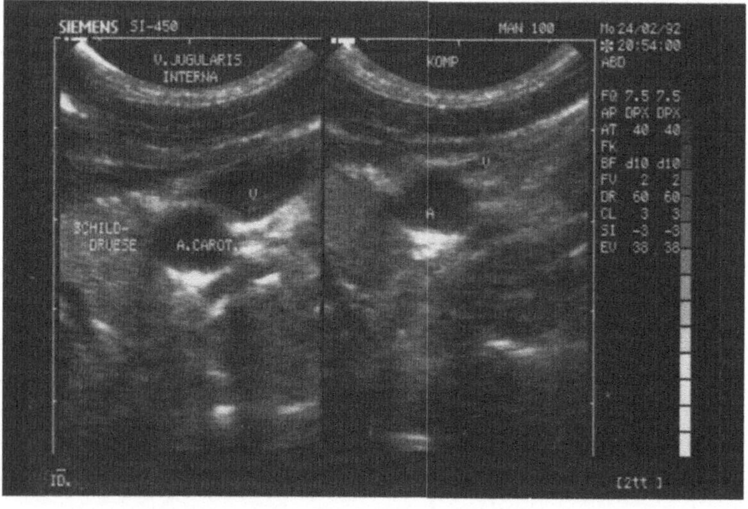

Abb. 23. V. jugularis interna, Kompressionstest

Die V. jugularis interna (Abb. 23) verläuft ventrolateral der A. carotis. Ihre Darstellung kann vor Plazieren eines zentralen Venenkatheters hilfreich sein, um Verlaufsanomalien oder eine Thrombosierung zu erkennen.

Venenklappenfunktionstests

Tiefe Beinvenen

Bei suffizienten Venenklappen ist die venöse Strömung von peripher nach zentral gerichtet und kann während der Inspiration sistieren. Klappenfunktionsstörungen lassen sich an retrograden Strömungen erkennen.

Dazu dienen der Valsalva-Versuch (Erhöhung des intraabdominellen Druckes durch Bauchpresse) und für distalere Venenabschnitte der Kompressions-/Dekompressions-Test (K-/D-Test). Zur Prüfung einer Klappeninsuffizienz wird die V. femoralis auf verschiedenen Höhen im Längsschnitt eingestellt, der Dopplerstrahl in möglichst spitzem Winkel zum Gefäß plaziert, das „sample volume" dem Gefäßlumen angepaßt (eher noch etwas breiter gestellt) und ein Valsalva-Versuch durchgeführt. Über die Ausprägung des Rückflusses läßt sich die Klappeninsuffizienz bewerten (Abb. 24). Ein kurzer Rückfluß bis zum vollständigen Klappenschluß ist physiologisch.

Auch der Gefäßdurchmesser bzw. -querschnitt kann zur Beurteilung einer chronisch venösen Insuffizienz herangezogen werden (s. Kapitel Bewertung). Zur Beurteilung wird das Gefäß im Querschnitt dargestellt und der Durchmesser bestimmt oder der Gefäßquerschnitt (durch Umfahren des Gefäßumfangs) planimetrisch ermittelt (Abb. 24b bei einem gefäßgesunden Patienten).

Im Valsalva-Versuch wird eine Zunahme des Gefäßquerschnitts in der V. femoralis communis von 20% bis 180% beobachtet (im vorliegenden Fall 60%; Abb. 24b rechts).

Beim K-/D-Test wird die Sonde auf der V. poplitea plaziert, das „sample volume" adäquat eingestellt und die Vene im Ver-

lauf 10–20 cm proximal oder distal des Schallkopfes komprimiert.

Bei suffizienten Venenklappen zeigen sich außer einem kur-
zen Rückstrom bis zum vollständigen Klappenschluß (Abb. 15)
nur Signale während der distalen Kompression (Komp US) bzw.
proximalen Dekompression (Dekomp OS).

Biphasische, bei Kompression und Dekompression richtung-
wechselnde Signale (Pendelströmung) zeigen insuffiziente
Klappen. Damit ist der Nachweis einer Klappeninsuffizienz distaler Venenabschnitte zu führen.

Epifasziale Beinvenen

Die Untersuchung der V. saphena magna und V. saphena parva
wird am stehenden Patienten vorgenommen, gegebenenfalls ist
auch die Untersuchung in Rückenlage möglich.

Zur Prüfung der Mündungsklappeninsuffizienz der V. saphena magna (Abb. 25a) und der V. saphena parva (Abb. 25b)
werden diese wenige Zentimeter nach der Mündung eingestellt
und ein Valsalva-Versuch bzw. für die V. saphena parva ein proximaler K-/D-Test (Abb. 26) mit mündungsnaher Kompression
durchgeführt. Weiterhin wird die Gefäßweite beurteilt. Bei suffizienter Mündungsklappe weitet sich die V. saphena magna im
Valsalva-Versuch nicht bzw. kaum auf, bei Abb. 25b nur von 5,6
auf 5,8 mm. Hinweise auf eine V.-saphena-magna- bzw. -parva-
Stamminsuffizienz bestehen, wenn ein Quotient von V. femora-
lis/V. saphena magna bzw. V. poplitea/V. saphena parva kleiner ist als 2 (Bork-Wölwer 1989). Bei guten Schallbedingungen
kann mit hochauflösenden Schallköpfen der Klappenschluß
bzw. die Klappeninsuffizienz im B-Bild direkt dargestellt werden. Der K-/D-Test kann am stehenden Patienten im Verlauf
der V. saphena magna durchgeführt werden, um insuffiziente
Klappen der distalen Abschnitte bei suffizienten Mündungs-
klappen nachzuweisen.

Durch Verfolgen der V. saphena magna nach distal mit
Durchführung des Valsalva-Versuchs läßt sich das Stadium der

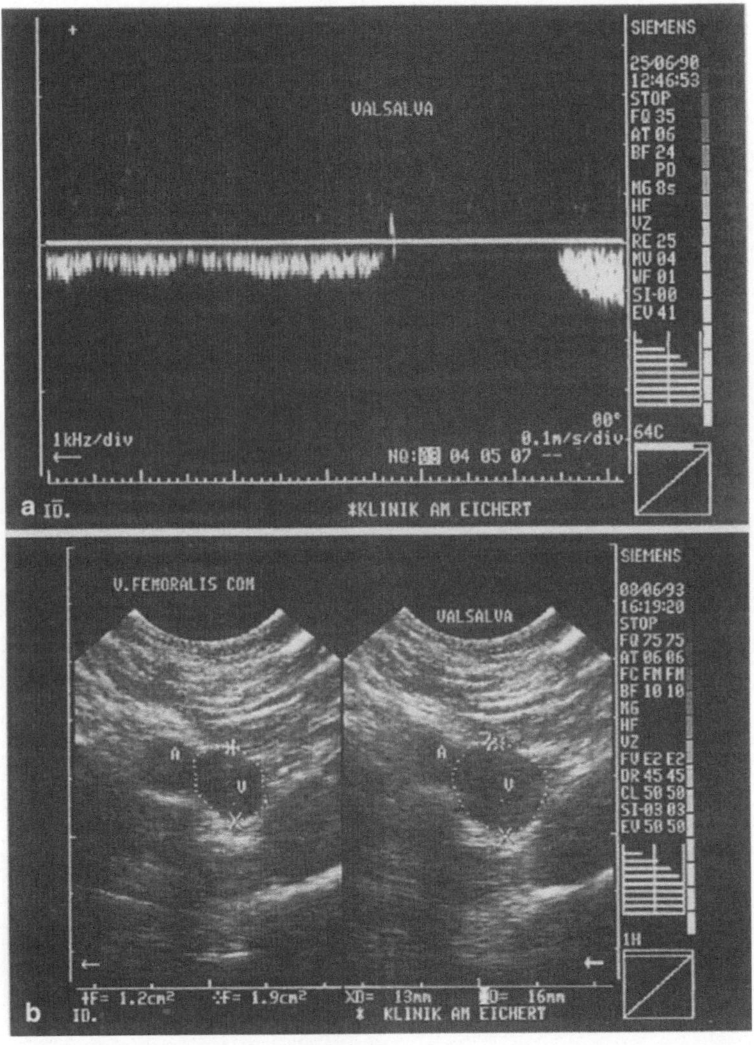

Abb. 24. a V. femoralis, Valsalva-Versuch;, *b* Querschnittsmessung in der V. femoralis communis in Exspiration und beim Valsalva-Versuch (rechts)

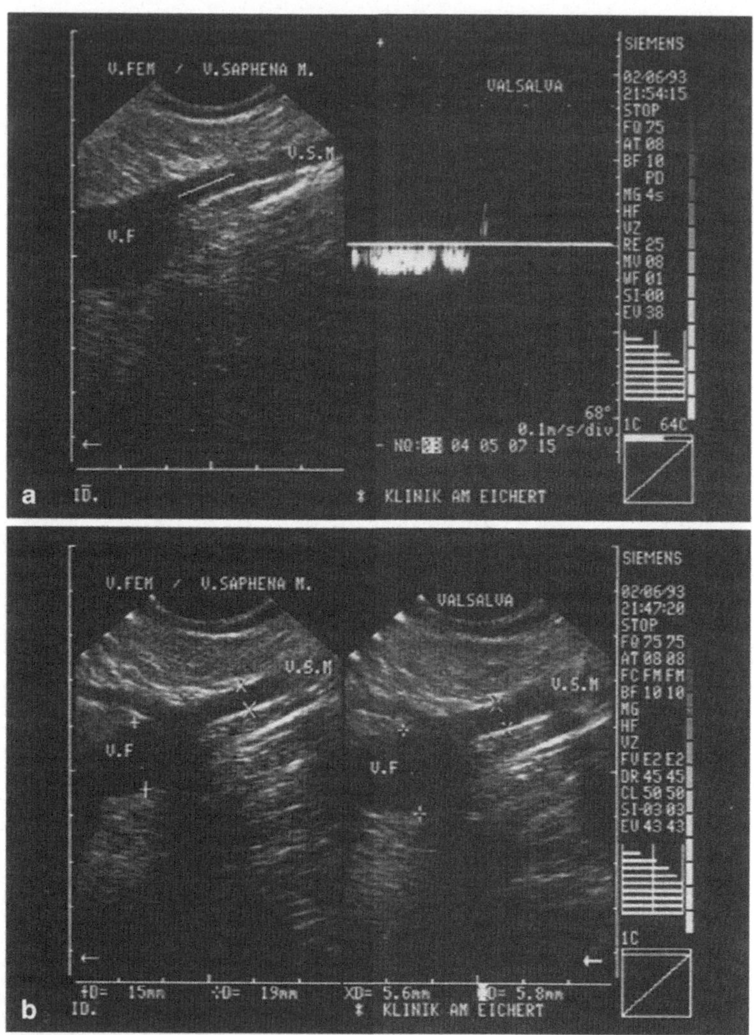

Abb. 25a, b. Mündung der V. saphena magna im Valsalva-Versuch; *a* Dopplerfrequenzspektum, *b* B-Bild

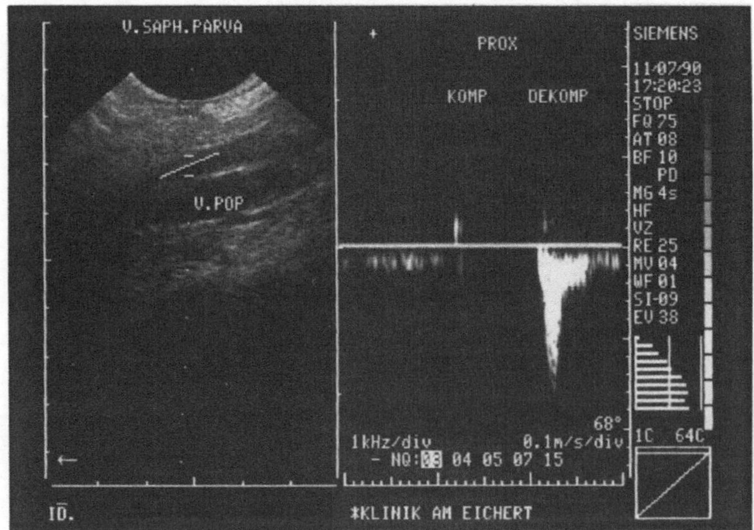

Abb. 26. Mündung der V. saphena parva, proximaler K-/D-Test

Insuffizienz gemäß folgender Aufstellung (nach Hach) bestimmen:

– Stadium I: Insuffizienz der Mündungsklappe und der ersten beiden distal davon gelegenen Schleusenklappen,
– Stadium II: Insuffizienz der Mündungsregion und der Venenklappen im Oberschenkelbereich,
– Stadium III: Reflux des Blutes im Valsalva-Versuch bis über das Knie hinaus,
– Stadium IV: Insuffizienz sämtlicher V.-saphena-magna-Klappen bis zum Unterschenkel.

Bei der Untersuchung der Perforansvenen sitzt der Patient mit locker hängenden Unterschenkeln. Oberhalb des „blow out" oder der vermuteten insuffizienten Vv. perforantes wird ein Tourniquet angelegt und anschließend der Schallkopf über der V. perforans plaziert, diese im B-Bild dargestellt und das „sample volume" adäquat eingestellt. Bei Kompression der Wade

proximal des Stauschlauches erfolgt bei suffizienter Perforansvene kein Rückfluß auf den Schallkopf zu. Bei insuffizienter
Perforansvene kommt es jedoch zu einem Reflux.

Bei tastbarer Faszienlücke ist die Diagnostik der insuffizienten Perforansvenen auch mit einem einfachen CW-Doppler
durchführbar. Duplexsonographisch können mit hochfrequenten Schallköpfen die Perforansvenen jedoch an typischer Stelle
aufgesucht werden und auf ihre Klappensuffizienz geprüft werden.

PATHOLOGISCHE BEFUNDE

Becken-/Beinvenenthrombose

Thrombosekriterien, flottierende Thromben,
Altersbestimmung

Hauptkriterium in der Thrombosediagnostik ist die Kompressibilität der Vene. Als Beispiel ist bei einer Mehretagenthrombose die thrombosierte V. tibialis posterior dargestellt (Abb. 27). Die paarig angelegte Vene ist weit aufgedehnt und wie rechts dargestellt nicht komprimierbar. Duplexsonographisch (Abb. 28) ist kein Fluß darstellbar. Der Thrombus reicht bis in die V. femoralis communis. Von oben ist die V.-saphena-magna-Mündung dargestellt. Der Valsalva-Versuch zeigt, daß der Thrombus in der V. femoralis an seinem proximalen Ende zwar umflossen, aber wandhaftend und nicht flottierend (Abb. 29) ist. Ab dem offenen Profundazufluß läßt sich entlang des Thrombus duplexsonographisch ein nichtatemabhängiger Fluß darstellen (Abb. 30). Der Thrombus ist echoarm und homogen, die Wand gut abgrenzbar, was als Zeichen einer frischen Thrombose zu werten ist. Dies wurde intraoperativ bestätigt.

Nach sonographischen Kriterien ist in Abb. 31 von einer frischeren Thrombose in der V. femoralis auszugehen. Die Vene ist weit aufgedehnt (über das 2fache des Durchmessers der begleitenden Arterie) und bei der frischen Thrombose wenige Millimeter komprimierbar.

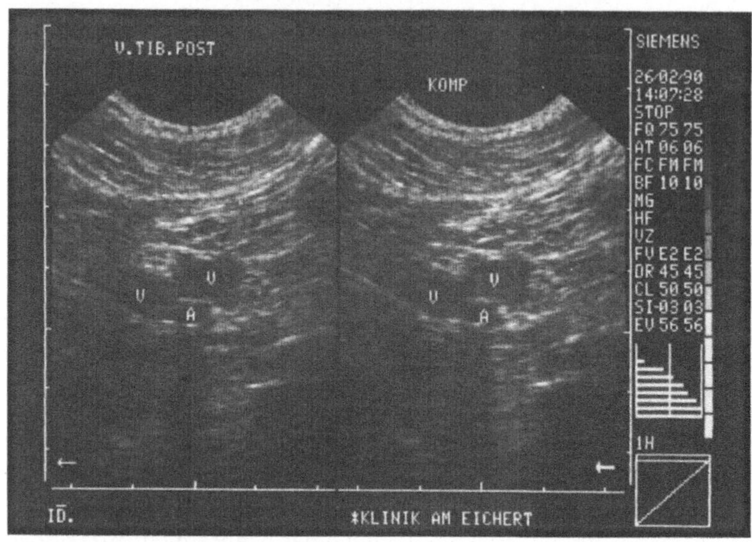

Abb. 27. Thrombosierte V. tibialis posterior

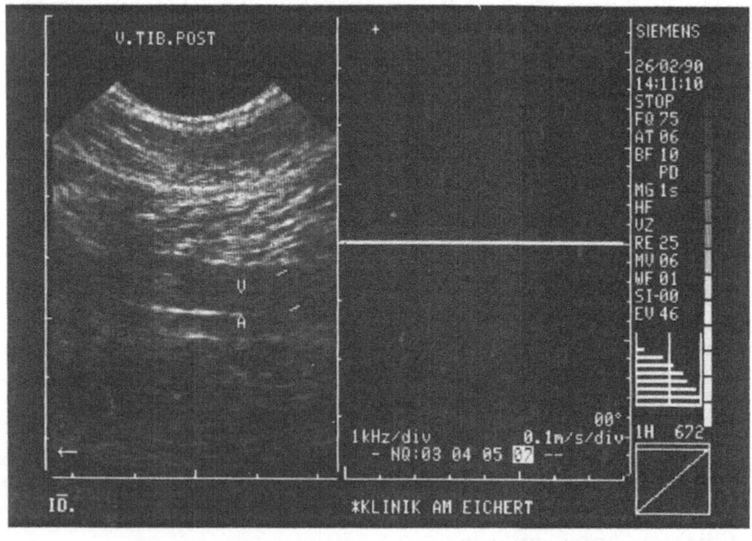

Abb. 28. Nullfluß in thrombosierter V. tibialis posterior

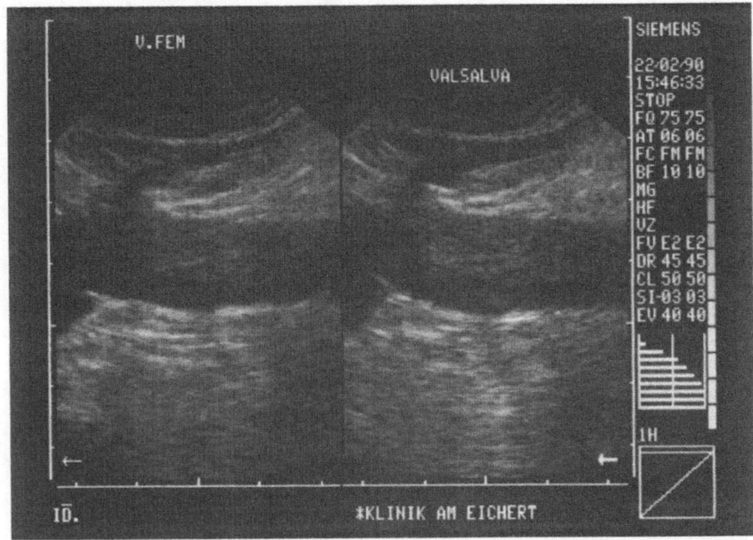

Abb. 29. Thrombosierte V. femoralis communis, dorsal umflossen, Valsalva-Versuch

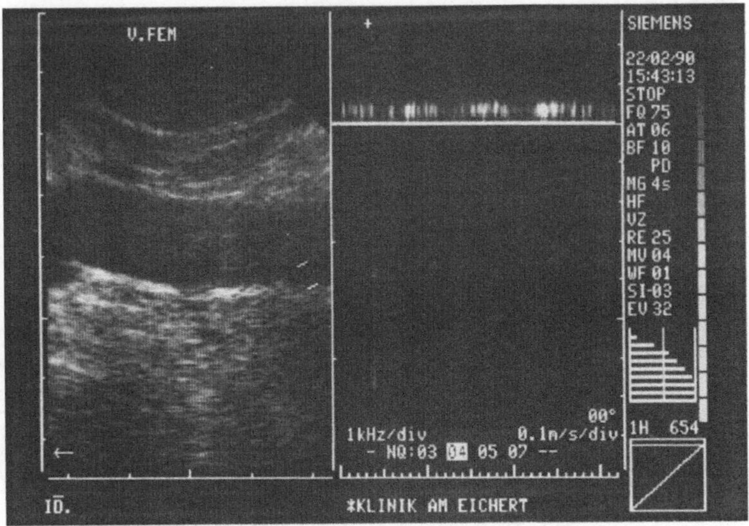

Abb. 30. Thrombosierte V. femoralis communis, dorsal umflossen, Dopplerfrequenzspektrum

Der Thrombus ist homogen, echoarm und die Venenwand noch gut abgrenzbar. Intraoperativ und histologisch wurde der Befund bestätigt.

Der Thrombus in der V. femoralis (Abb. 32a) zeigt sich gemischt echogen, mit echoreichen Anteilen, inhomogen, und die Venenwand ist schlecht abgrenzbar. Der Durchmesser der Vene ist kleiner als der der begleitenden Arterie. Die ältere Thrombose zeigt keine Rekanalisation (Abb. 32b); dopplersonographisch ist auch kein „A-sound" nachweisbar. Der Befund einer älteren Thrombose der V. femoralis wurde intraoperativ bestätigt.

Duplexsonographisch läßt sich auch der Verlauf von Kollateralkreisläufen verfolgen. Der typische Kollateralkreislauf für die Becken-Beinvenenthrombose verläuft über die V. saphena magna (in Abb. 33.a erweitert und mit dem typischen atemunabhängigen Flußsignal) – Krosse – suprapubischen Bauch-

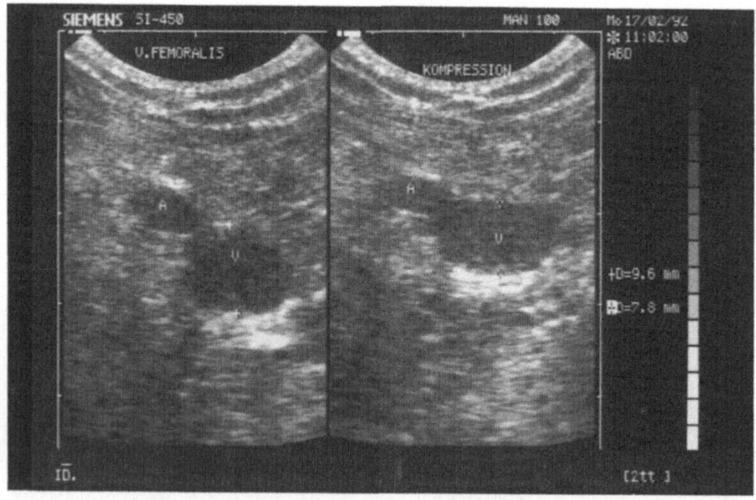

Abb. 31. V. femoralis, frische Thrombose

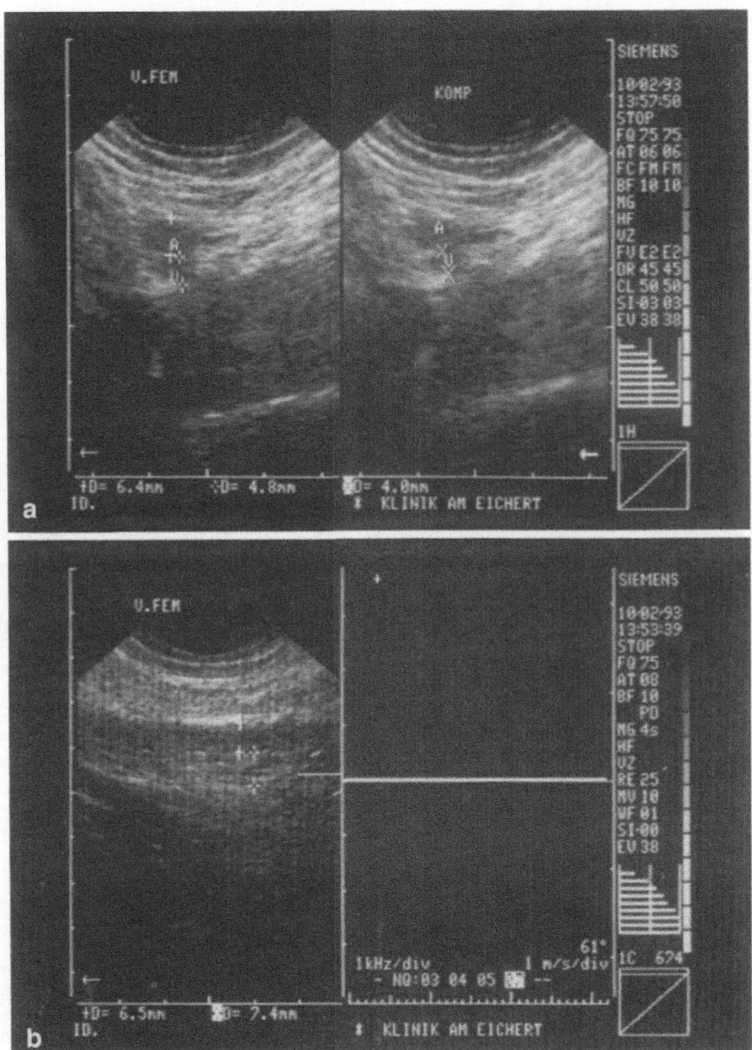

Abb. 32a, b. V. femoralis, ältere Thrombose; *a* Kompressionstest,
b Dopplerfrequenzspektrum

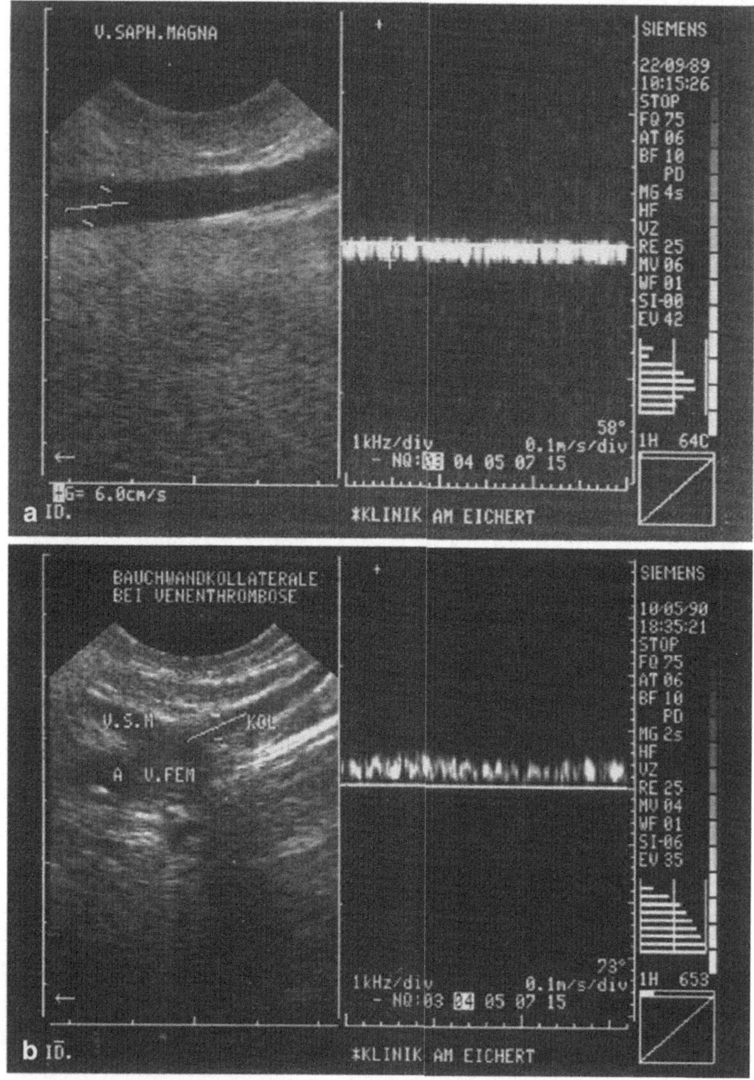

Abb. 33a, b. Dopplerfrequenzspektren; *a* abgeleitet in der V. saphena magna, *b* abgeleitet in der Krosse

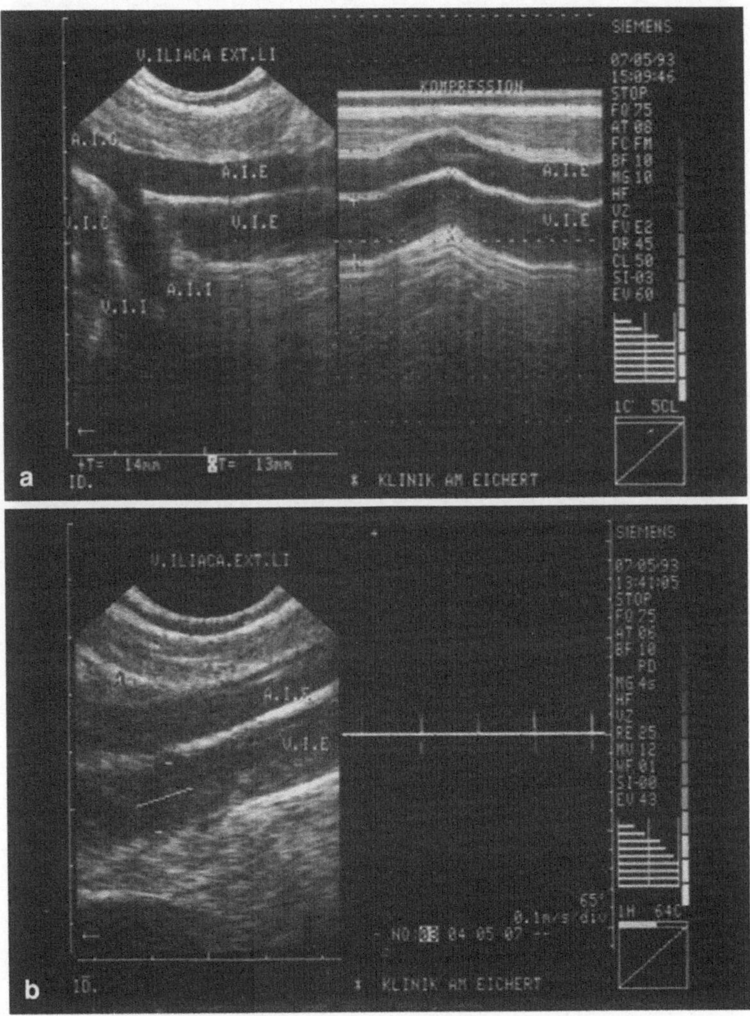

Abb. 34. *a* V. iliaca externa, Kompressionstest; *b* V. iliaca externa, Dopplerfrequenzspektrum

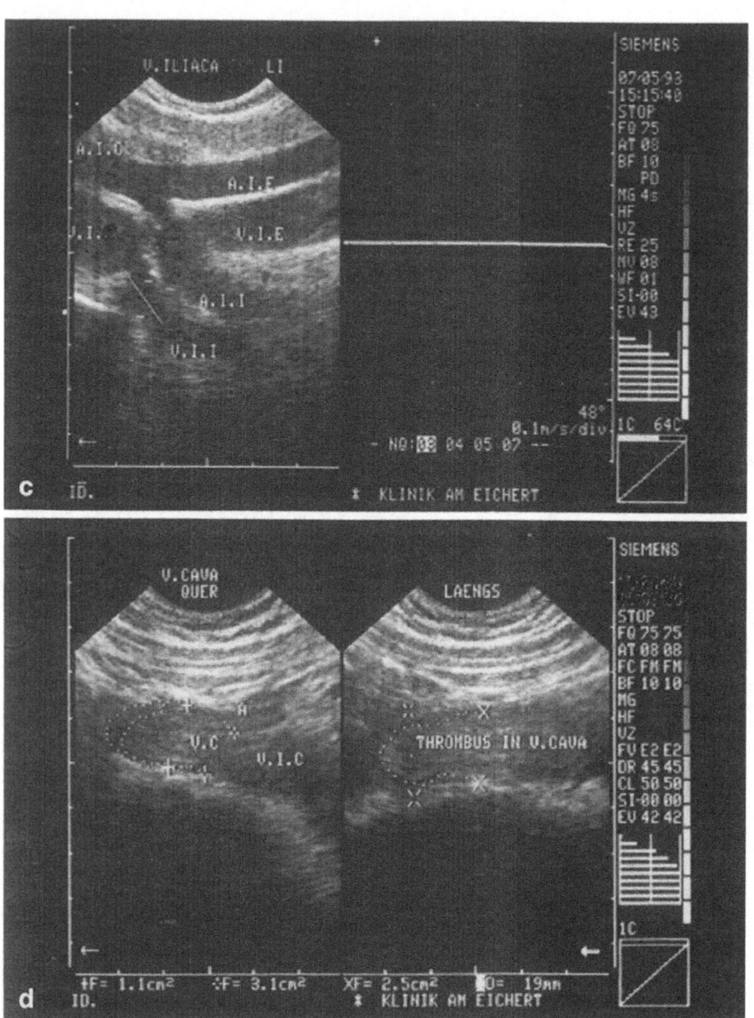

Abb. 34. c V. iliaca interna, Dopplerfrequenzspektrum;
d Thrombuszapfen in der V. cava

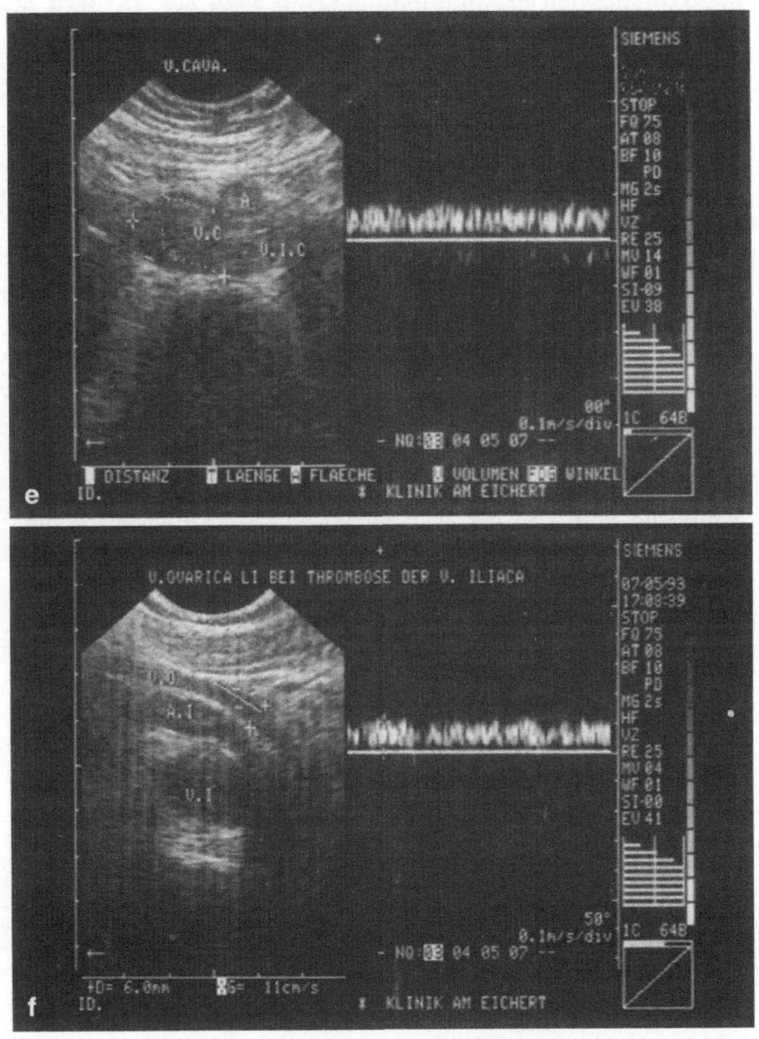

Abb. 34. e Dopplerfrequenzspektrum, abgeleitet entlang des Thrombuszapfens; *f* V. ovarica links, Dopplerfrequenzspektrum

wandkollateralen (Spontanpalma, Abb. 33 b) zur V. iliaca der Gegenseite (Flußrichtung von V. femoralis weggerichtet).

Bei kompletten, okkludierenden Beckenvenenthrombosen kann als Kollaterale eine erweiterte V. ovarica auffallen. Eine 25jährige Patientin (nach Trauma, Risikofaktor: Ovulationshemmer) entwickelte eine Thrombose der V. iliaca externa (in Abb. 34a im M-Mode keine Komprimierbarkeit, A. und V. iliaca interna sind von dorsal einmündend dargestellt; in Abb. 34b kein Flußnachweis), eine Thrombose der proximalen V. iliaca interna (in Abb. 34c fehlendes Strömungssignal) und der V. iliaca communis bis zur V. cava. Ein Trombuszapfen ragt von der linken V. iliaca in die V. caca (in Abb. 34d ist der 4 cm lange Thrombuszapfen umfahren). Von der freien rechten Beckenvene fließt das Blut am Thrombus entlang (Abb. 34e: V. cava quer). Über den Kollateralkreislauf: distale V. iliaca interna – V. uterina – V. ovarica – V. cava (bzw. links über die V. renalis) wird das Blut aus dem kleinen Becken abtransportiert. In Abb. 34f überkreuzt die (partiell über 1 cm erweiterte) V. ovarica die thrombosierte V. iliaca und die A. iliaca.
Ein 76jähriger Patient erleidet eine paraneoplastische tiefe Becken- und Beinvenenthrombose. Die Thrombose reicht okkludierend in der V. cava bis zur Lebervenenmündung (in Abb. 35a kein Flußnachweis in der V. cava inferior knapp unterhalb der Lebervenenmündung). Prognostisch bedeutend ist die Offenheit der Nierenvenen. Überraschenderweise läßt sich in der rechten V. renalis ein reduziertes, nicht atemabhängiges Strömungssignal ableiten und die Vene ist offen (Abb. 35b). Über eine seltene Variante einer V.-suprarenalis-inferior-Mündung in die V. renalis rechts strömt das Blut retrograd und über weitere retroperitoneale Kollateralen ab.

Die Abb. 36a zeigt einen flottierenden Thrombus im Bereich der V.-femoralis-Gabel im Längsschitt, Abb. 36b im Querschnitt (rechts im Valsalva-Versuch). Im Valsalva-Versuch läßt sich zeigen, daß der Thrombus aus der V. profunda femoris kommend in der V. femoralis superficialis und V. femoralis

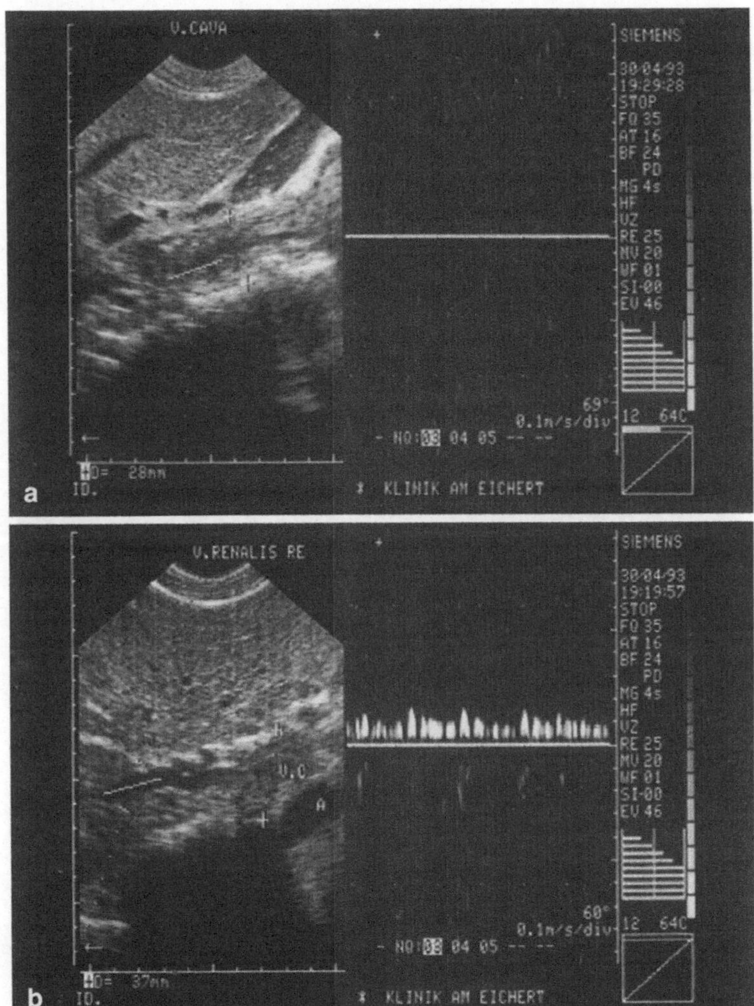

Abb. 35a, b. Dopplerfrequenzspektren; *a* thrombosierte V. cava, *b* V. renalis rechts

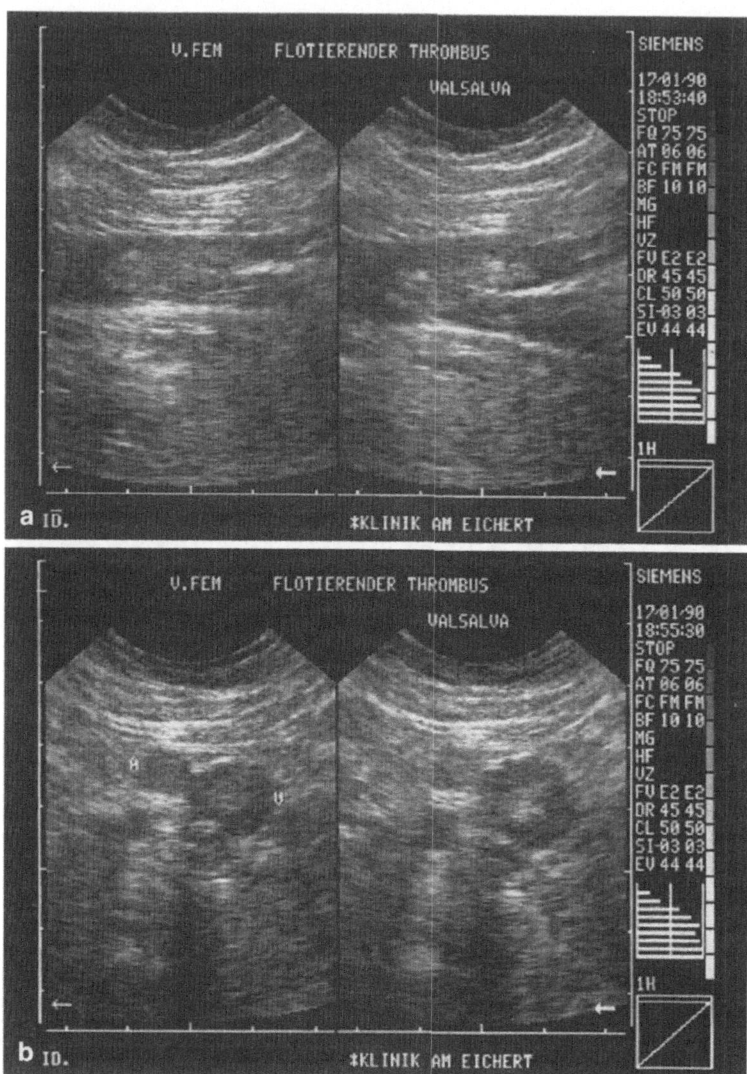

Abb. 36a, b. Bifurkation der V. femoralis, flottierender Thrombus; *a* Längsschnitt, *b* Querschnitt

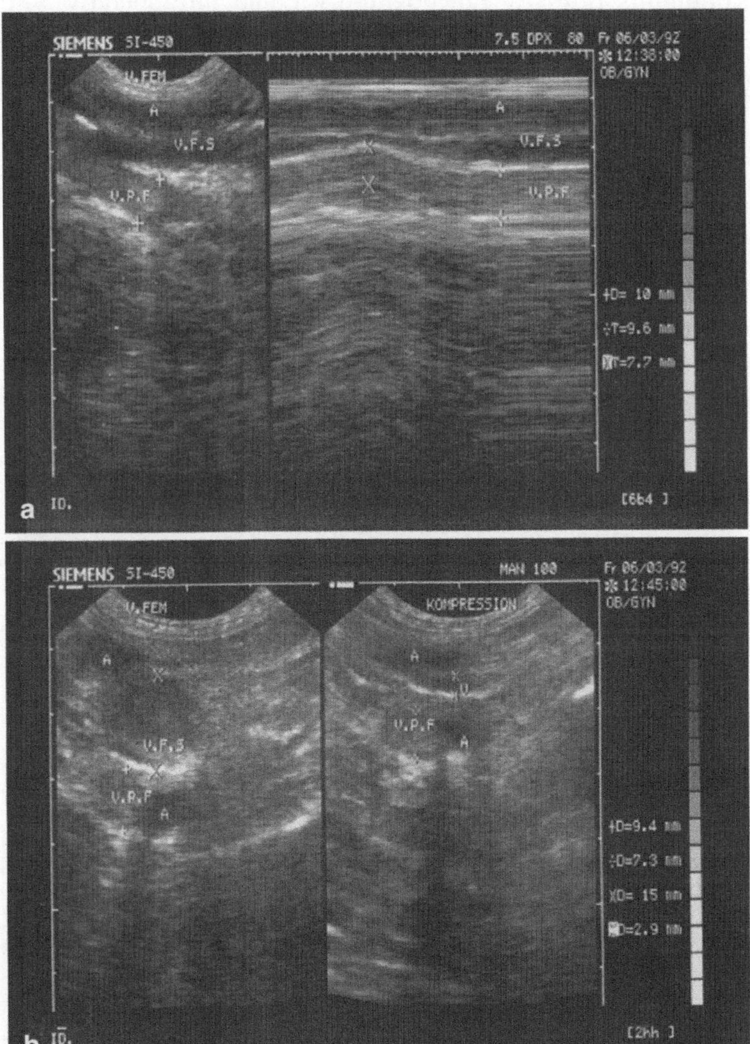

Abb. 37a, b. Bifurkation der V. femoralis, Kompressionstest; *a* M-Mode,
b Querschnitt

communis flottiert. Phlebographisch und intraoperativ wird der flottierende Thrombus bestätigt.

Bei einer Patientin mit szintigraphisch nachgewiesener Lungenembolie zeigt die Sonographie eine Thrombose in der V. profunda femoris; die Vv. femoralis superficialis und communis sind frei. Bei leichter Kompression kollabiert die V. femoralis superficialis (in Abb. 37a im M-Mode dargestellt), die V. profunda femoris dagegen nicht; sie zeigt einen echoreichen Thrombus.

In Abb. 37b ist die Bifurkation im Querschnitt dargestellt. Auch hier zeigt sich die komprimierbare V. femoralis superficialis (V.F.S.) und die thrombengefüllte, nicht komprimierbare V. profunda femoris (V.P.F.). In der Kontrollphlebographie ist die Thrombose nicht zu diagnostizieren, da die Profundastrombahn nicht zur Darstellung kommt.

Letzte Sicherheit über das Vorliegen einer Thrombose der V. profunda femoris bekommt man, wenn duplexsonographisch

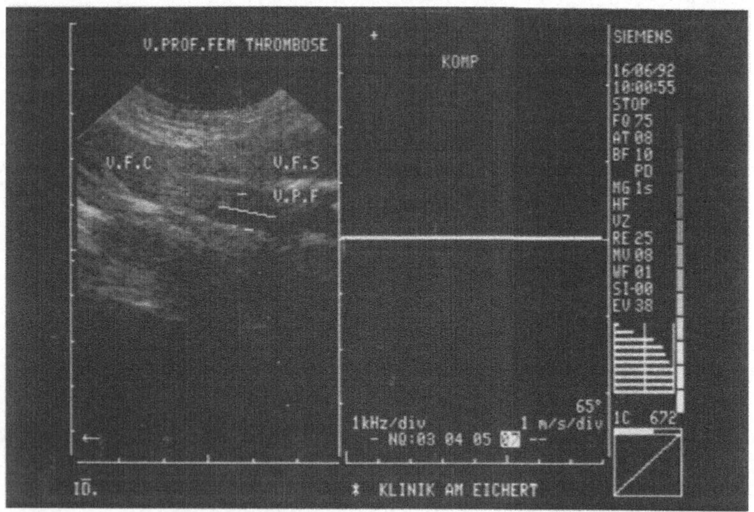

Abb. 38. Thrombosierte V. profunda femoris, Dopplerfrequenzspektrum

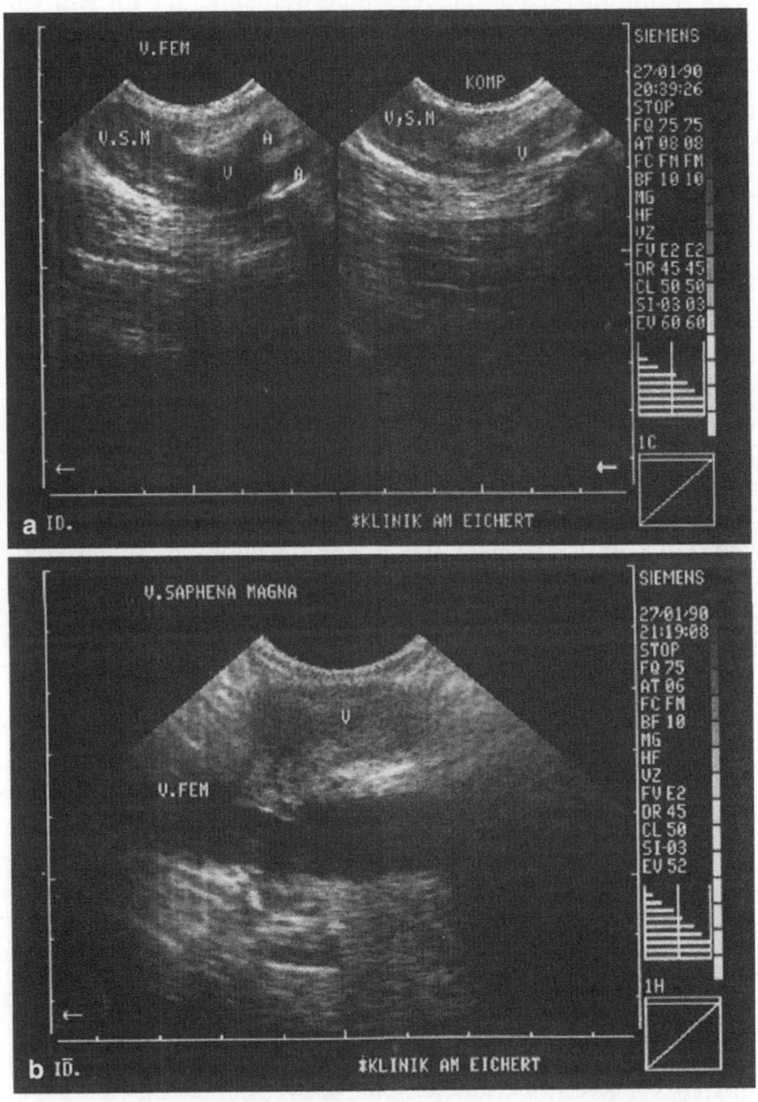

Abb. 39a, b. Mündung einer thrombosierten V. saphena magna;
a Kompression (Querschnitt), *b* Valsalva-Versuch (Längsschnitt)

kein Strömungssignal nachgewiesen werden kann. Im Fall von Abb. 38 ist in der V. profunda femoris im Gegensatz zur V. femoralis superficialis weder ein Spontanfluß noch ein provoziertes Signal (bei Kompression am Oberschenkel) zu sehen.

Bei einer Patientin mit Thrombophlebitis der V. saphena magna mit Rötung und schmerzhaftem Strang bis zum proximalen Oberschenkel stellt sich die Frage, ob das tiefe Beinvenensystem mitbetroffen ist. Sonographisch zeigt sich ein wandhaftender, aus der V. saphena magna (in Abb. 39a Mündung rechts unter Kompression) wenig in die V. femoralis vorragender Thrombus (Abb. 39b). Der Zapfen sitzt fest (Valsalva Versuch). Die detaillierte sonographische Darstellung derartiger Thrombuszapfen gibt Entscheidungshilfen für das therapeutische Procedere.

Bei doppelt angelegter V. femoralis (Abb. 40) ist die eine offen (gut komprimierbar), die andere thrombosiert (nicht kom-

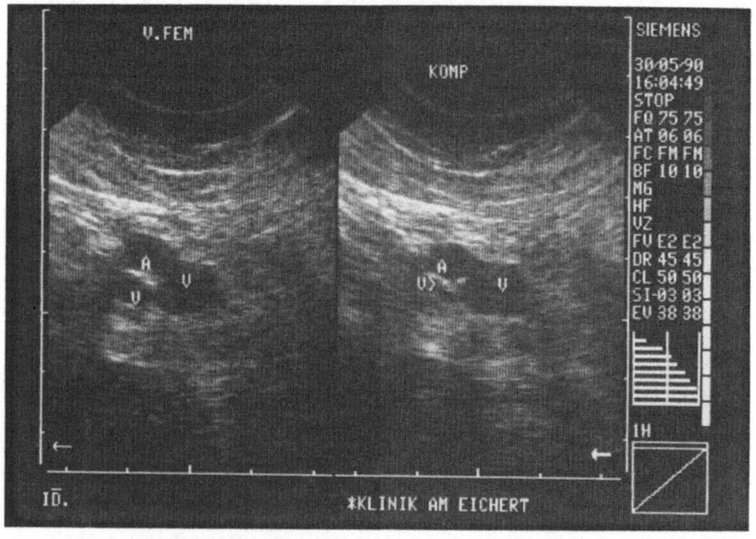

Abb. 40. Gedoppelte V. femoralis, Thrombus

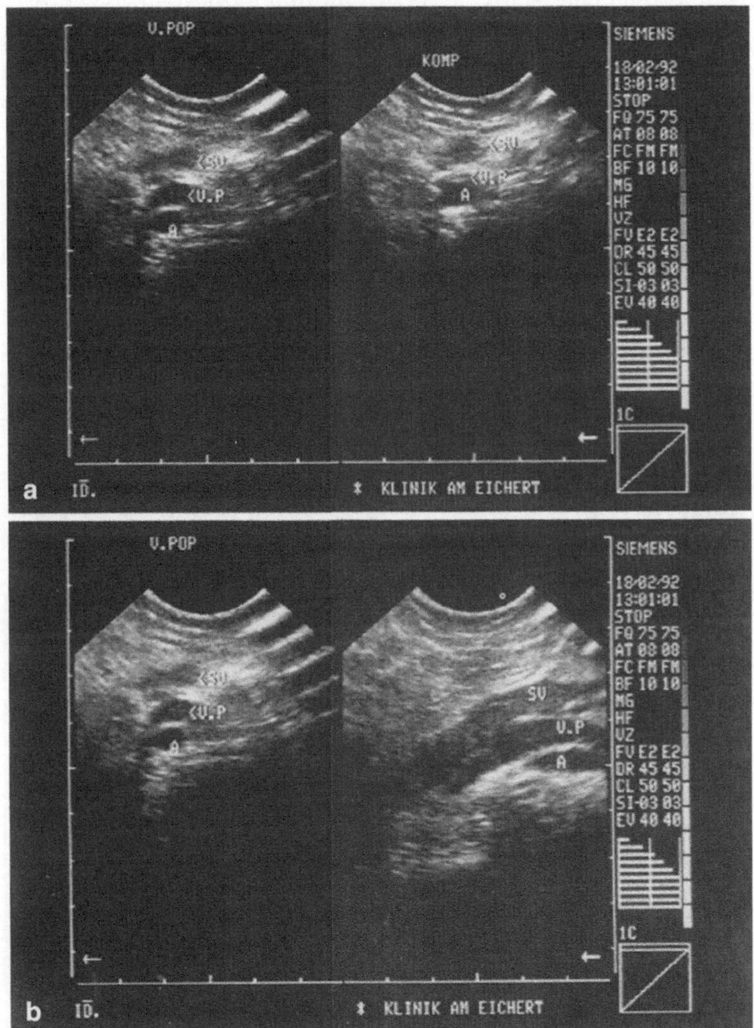

Abb. 41 a, b. Thrombosierte V. suralis; *a* Kompressionstest, *b* Mündung in V. poplitea

primierbar) wie rechts in der Abbildung dargestellt. Nach proximal vereinigen sich die Venen. Der Thrombus dehnt die Vene weit auf, ist homogen und echoarm als Zeichen einer frischeren Genese. Eine Thrombose einer doppelt angelegten V. femoralis kann, wenn eine offen und die andere thrombosiert ist, in der Phlebographie übersehen werden.

Auf eine exakte Lokalisation der V. poplitea muß trotz der normalerweise guten Darstellbarkeit geachtet werden. Bei thrombosierten Venen in der Fossa poplitea muß neben der Differenzierung der dort von dorsal einmündenden V. saphena parva und V. suralis auch auf die Möglichkeit einer gedoppelt verlaufenden V. poplitea oder einer hohen Einmündung der V. tibialis anterior geachtet werden. Leitstruktur ist auch hier die A. poplitea. In Abb. 41a und b ist die V. suralis (SV) thrombosiert, die V. poplitea (VP) auf dieser Höhe noch frei (rechts Kompression). Ein wandständiger Zapfen ragt in die V. poplitea hinein. Der Thrombuszapfen ist fast allseits umflossen, haf-

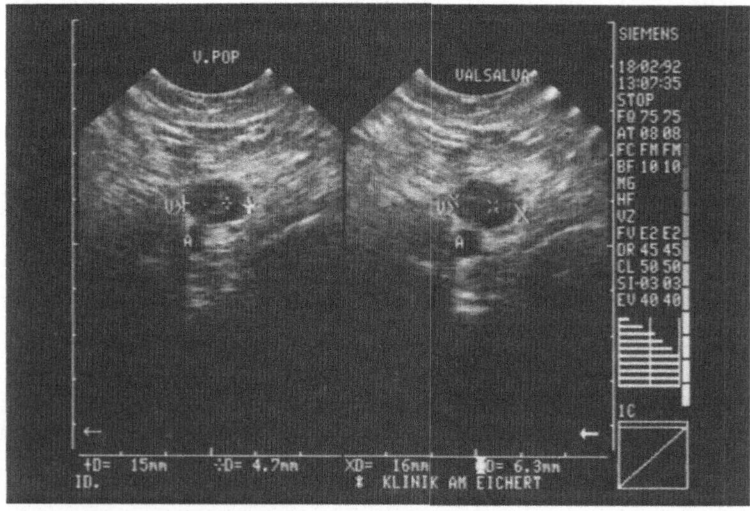

Abb. 42. Wandhaftender Thrombuszapfen in der V. poplitea (Valsalva-Versuch und K/D-Test)

tet jedoch, im Valsalva-Versuch (Abb. 42 rechts) dargestellt, an der medialen Venenwand.

Verlaufskontrollen

Die Duplexsonographie ist wegen der fehlenden Belastung für den Patienten, ihrer jederzeitigen Wiederholbarkeit und ihrer Kostengünstigkeit ein ideales Verfahren für Verlaufskontrollen. Die Sonographie ist besonders zur Verlaufskontrolle in der Lysetherapie geeignet. So kann der richtige Zeitpunkt der Beendigung der Lyse ermittelt werden.

Bei der 35jährigen Patientin bestand eine Dreietagenthrombose. In Abb. 43a ist exemplarisch die Thrombose der V. poplitea dargestellt, die rechts in der Abbildung nicht komprimierbar ist. Schallkopfnäher dargestellt ist die ebenfalls thrombosierte V. saphena parva. Abb. 43b zeigt die V. poplitea nach zwei Lysezyklen mit Streptokinase rekanalisiert. Sie ist weitgehend komprimierbar, jedoch zeigen sich wie rechts in der Abbildung dargestellt noch wandständige Thromben, die eine vollständige Komprimierbarkeit der Vene verhindern. Weiterhin ist die V. saphena parva noch thrombosiert. Duplexsonographisch läßt sich die Rekanalisierung der V. poplitea (Abb. 43c) bestätigen.

Auch der Spontanverlauf von Venenthrombosen läßt sich kontrollieren. Bei dem 80jährigen Patienten mit einer aszendierenden Thrombose besteht ein flottierender Thrombus aus der V. femoralis superficialis der bis in die V. femoralis communis reicht. Abbildung 44a zeigt den flottierenden Thrombus in Höhe der V.-saphena-magna-Mündung. In Abb. 44b ist das Flottieren des Thrombus bis in das mittlere Dritte der V. femoralis superficialis dargestellt. Der Thrombus hängt wie rechts im Valsalva-Versuch dargestellt wird, an den Venenklappen (VK).

Einige Tage später läßt sich im Rahmen der weiteren Organisation des Thrombus ein Anheften an der dorsalen Venenwand beobachten. Im Valsalva-Versuch (Abb. 44c) ist der Thrombus

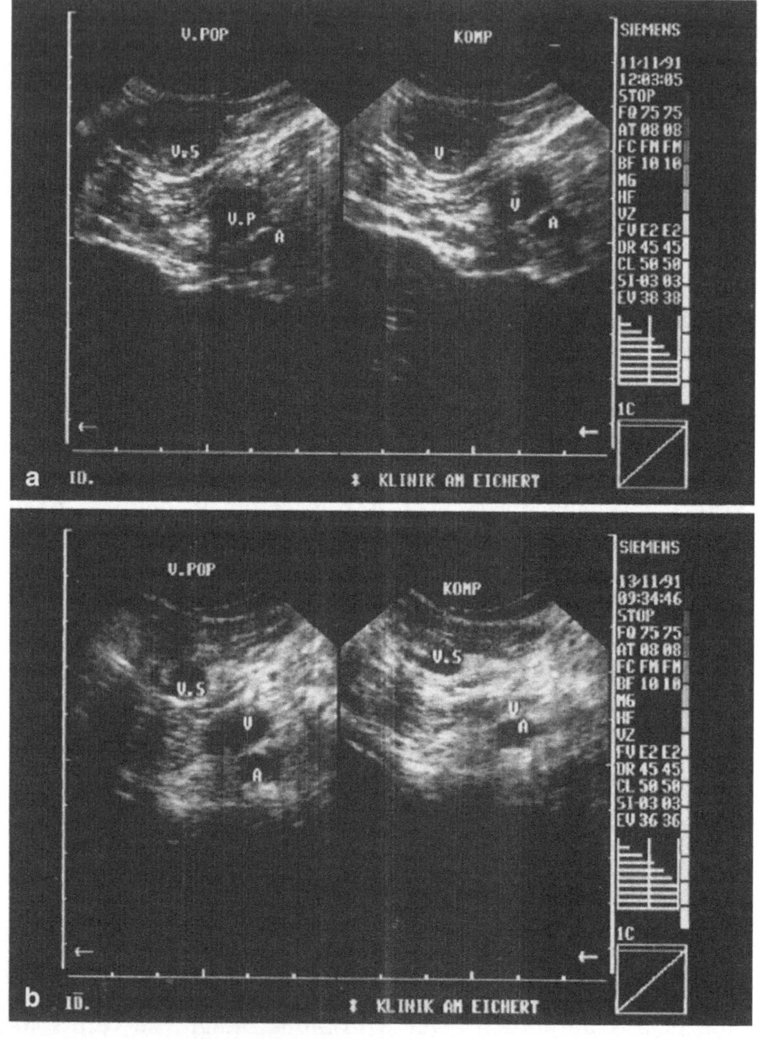

Abb. 43. a V. poplitea, Thrombose; *b* Rekanalisation der V. poplitea

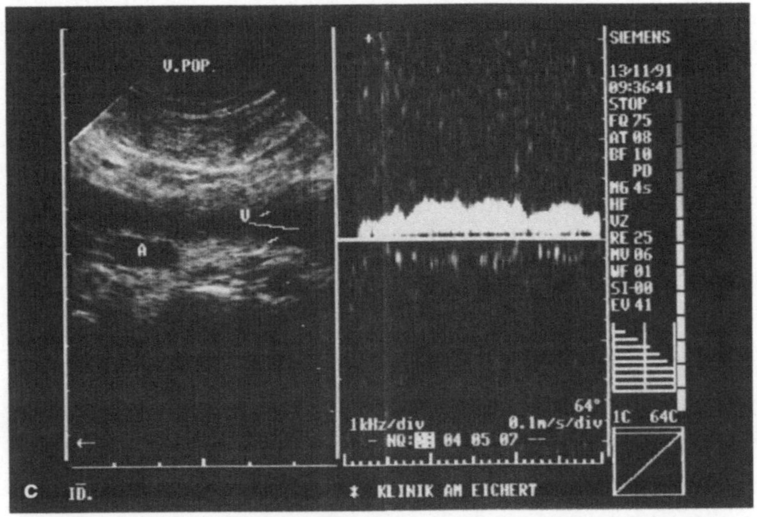

Abb. 43. c Dopplerfrequenzspektrum in rekanalisierter V. poplitea

nicht mehr flottierend, sondern nur noch auf der arteriennahen Seite umspült. Die noch freie ins Lumen hineinragende Venenklappe ist mit VK markiert, die gegenseitige im organisierten Thrombus nicht mehr darstellbar. Im Valsalva-Versuch zeigt die V. femoralis in Abb. 44 d einen Rückstrom, der durch die Klappeninsuffizienz bedingt ist.

Die nach sonographischen Kriterien (inhomogenes Echomuster, schlechtere Wandabgrenzbarkeit) schon einige Tage alte Thrombose ist auf die V. iliaca und V. femoralis communis sowie die V. profunda femoris beschränkt. In Abb. 45 a ist die nicht komprimierbare V. femoralis communis dargestellt. Die V. iliaca zeigt keinen duplexsonographisch nachweisbaren Fluß (Abb. 45 b). Die V. femoralis superficialis ist auf ganzer Strecke komprimierbar, jedoch muß zur Kompression ein deutlich erhöhter Druck angewendet werden (Abb. 45 c). Ein Spontanfluß ist nicht darstellbar. Auch ein provoziertes Signal bei distaler Kompression ist kaum auslösbar (Abb. 45 d). Erst in

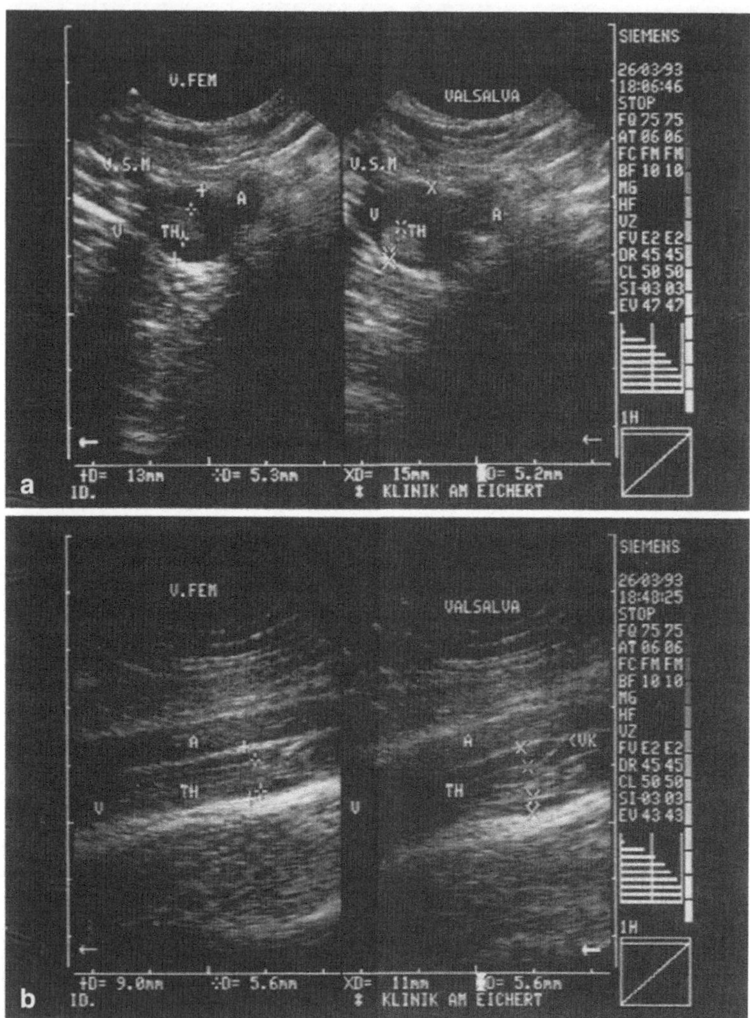

Abb. 44. a Flottierender Thrombus in der V. femoralis communis;
b flottierender Thrombus in der V. femoralis superficialis

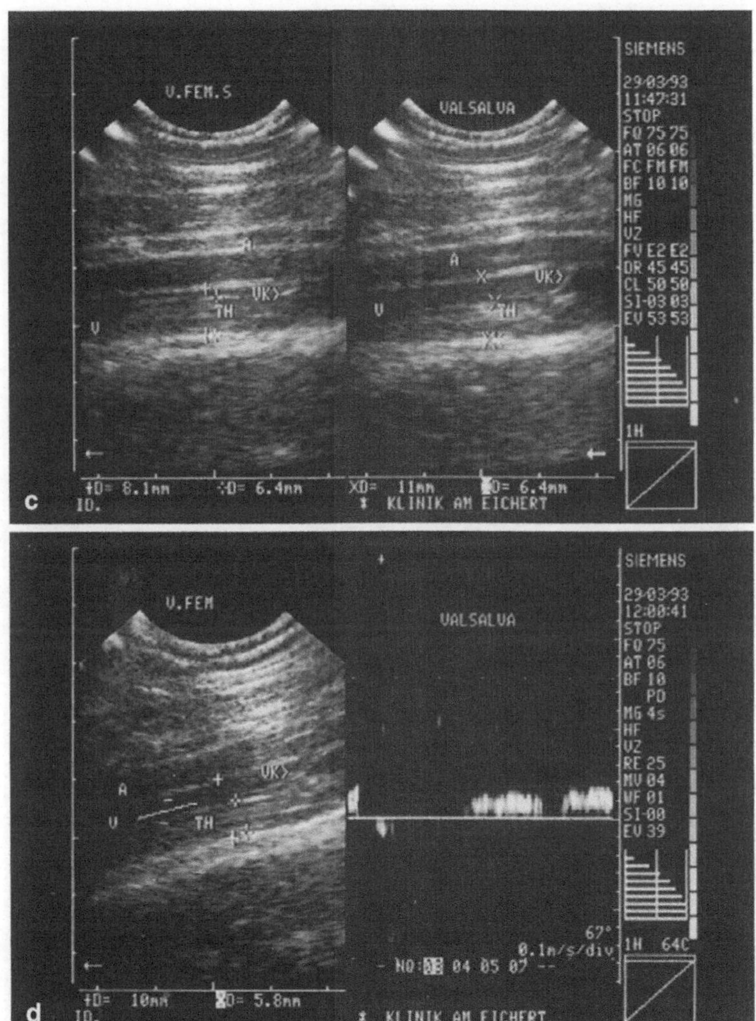

Abb. 44. c Wandhaftender Thrombus in V. femoralis superficialis;
d Rückstrom im Valsalva-Versuch

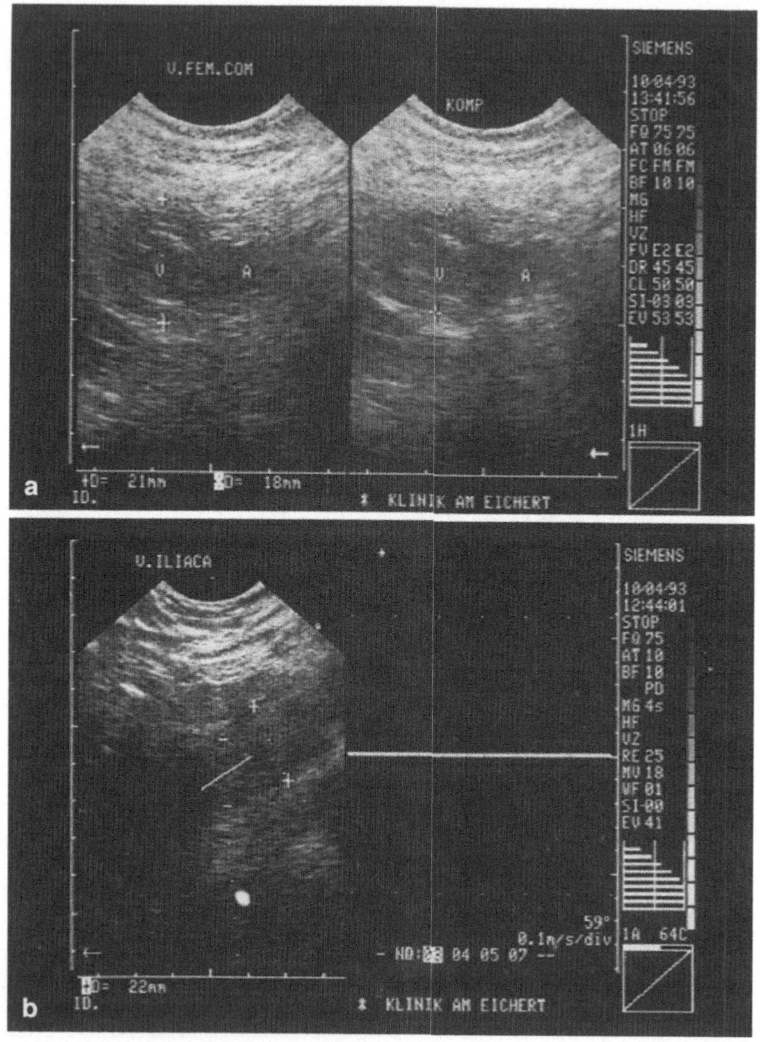

Abb. 45. *a* Thrombosierte V. femoralis communis;
b thrombosierte V. iliaca externa

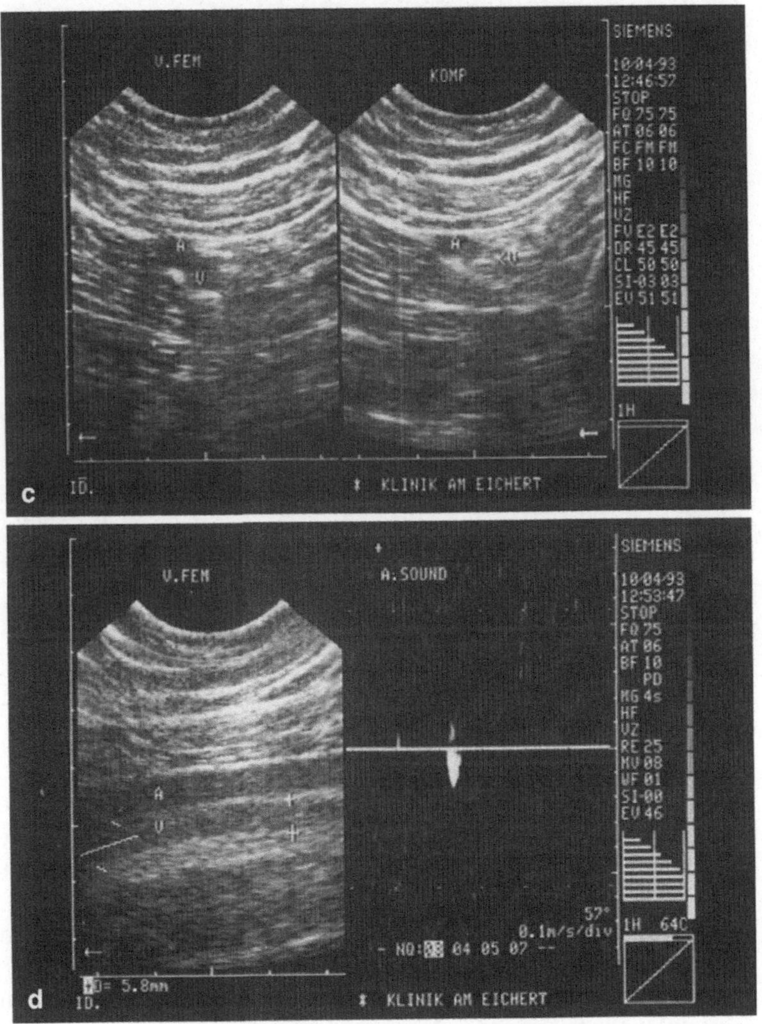

Abb. 45. *c* komprimierbare V. femoralis;
d präthrombotische Stase in der V. femoralis, Dopplerfrequenzspektrum

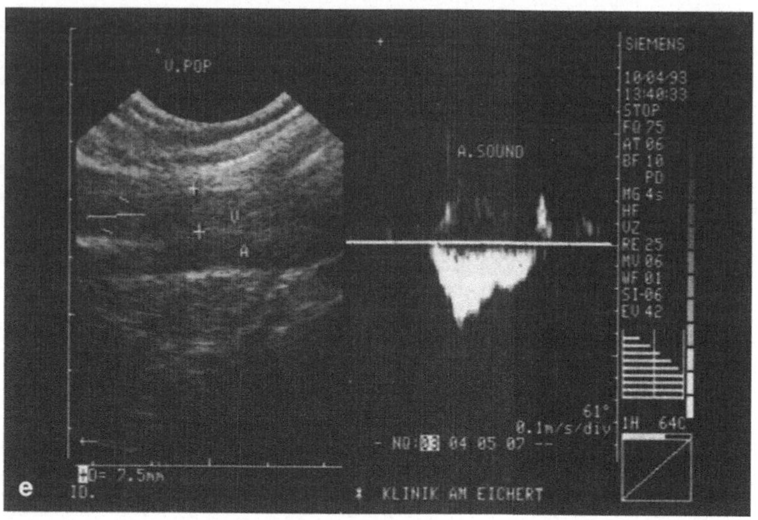

Abb. 45. e venöse Abflußstörung in der V. poplitea, Dopplerfrequenzspektrum

der V. poplitea und den distalen Venenabschnitten läßt sich bei
freier Komprimierbarkeit, aber fehlendem Spontanfluß ein
provoziertes Flußsignal bei Wadenkompression nachweisen
(Abb. 45 e). Die Thrombusausdehnung kann so sehr genau bestimmt werden.

Die duplexsonographisch nachgewiesene präthrombotische
Stase in der V. femoralis superficialis und der V. poplitea wurde
phlebographisch wegen der fehlenden Kontrastmitteldarstel-
lung und dem Kontrastmittelabfluß über die oberflächlichen
Venen fälschlicherweise als deszendierende Thrombose bis in
die V. poplitea hinein diagnostiziert.

Nach 5 Lysezyklen (mit Streptokinase ultrahoch) kam es zu
einer Rekanalisation der V. iliaca (Abb. 46a), der V. profunda
femoris und der V. femoralis communis. In Abb. 46b ist die Vene komprimierbar, wandständige Restthromben verhindern jedoch die vollständige Komprimierbarkeit. Duplexsonographisch ist ein Strömungssignal nachweisbar, das jedoch wegen

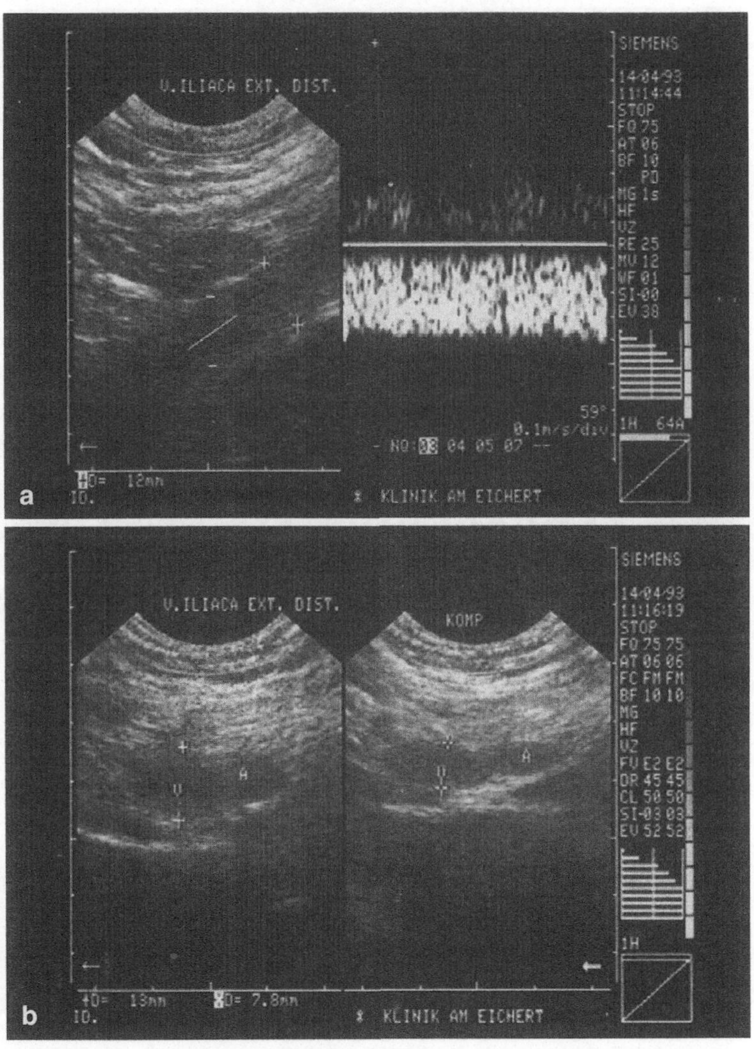

Abb. 46. *a* Beginnende Rekanalisation der V. iliaca externa;
b beginnende Rekanalisation, Kompressionstest

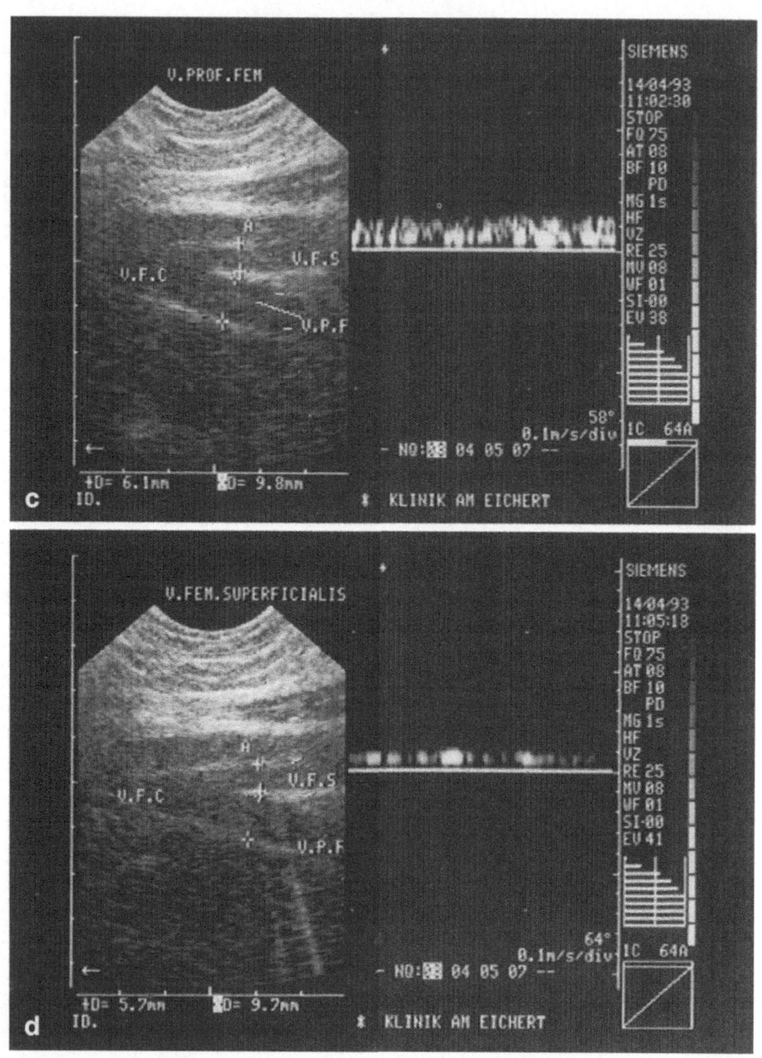

Abb. 46. c beginnende Rekanalisation in der V. profunda femoris, Dopplerfrequenzspektrum; *d* V. femoralis superficialis mit venöser Abflußstörung, Dopplerfrequenzspektrum

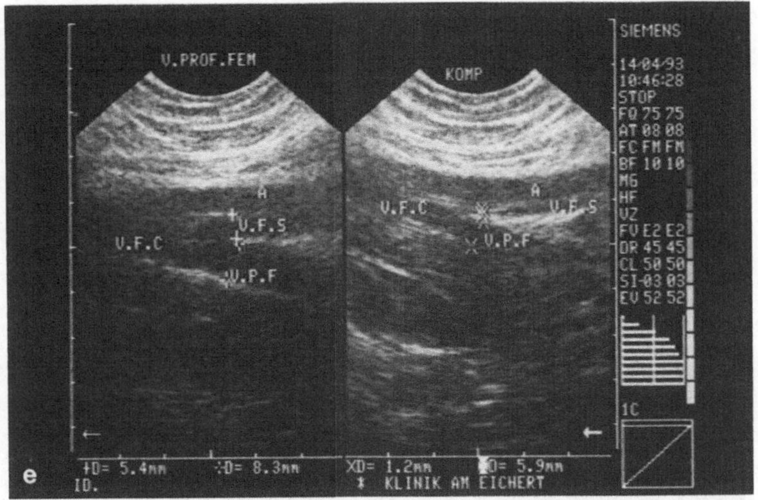

Abb. 46. e Bifurkation der V. femoralis, Kompressionstest

der Strömungsbehinderung durch wandständige Restthromben nicht atemabhängig ist. Die Abb. 46c zeigt ebenfalls ein Strömungssignal in der V. profunda femoris und Abb. 46d das nichtatemabhängige reduzierte Strömungssignal in der V. femoralis superficialis. Die V. profunda femoris ist nur wenig komprimierbar (in Abb. 46e von 8,3 mm auf 5,9 mm) als Zeichen noch ausgeprägter wandständiger Restthromben. Die V. femoralis communis ist 6 Tage später (2 weitere Lysezyklen, danach 4 Tage Vollheparinisierung) fast vollständig komprimierbar und zeigt nur noch wandständig geringe Restthromben. In Abb. 47a ist die Vene bis auf 3 mm komprimierbar. Die V. iliaca (Abb. 47b), V. femoralis communis (Abb. 47c), V. profunda femoris (Abb. 47d) und V. femoralis superficialis (Abb. 47e) zeigen jetzt ein atemabhängiges Strömungssignal seitengleich zur gesunden Gegenseite. Die diskreten randständigen Restthromben sind damit nicht mehr strömungsbehindernd. Auch die V. profunda femoris ist jetzt fast vollständig komprimierbar (Abb. 47f).

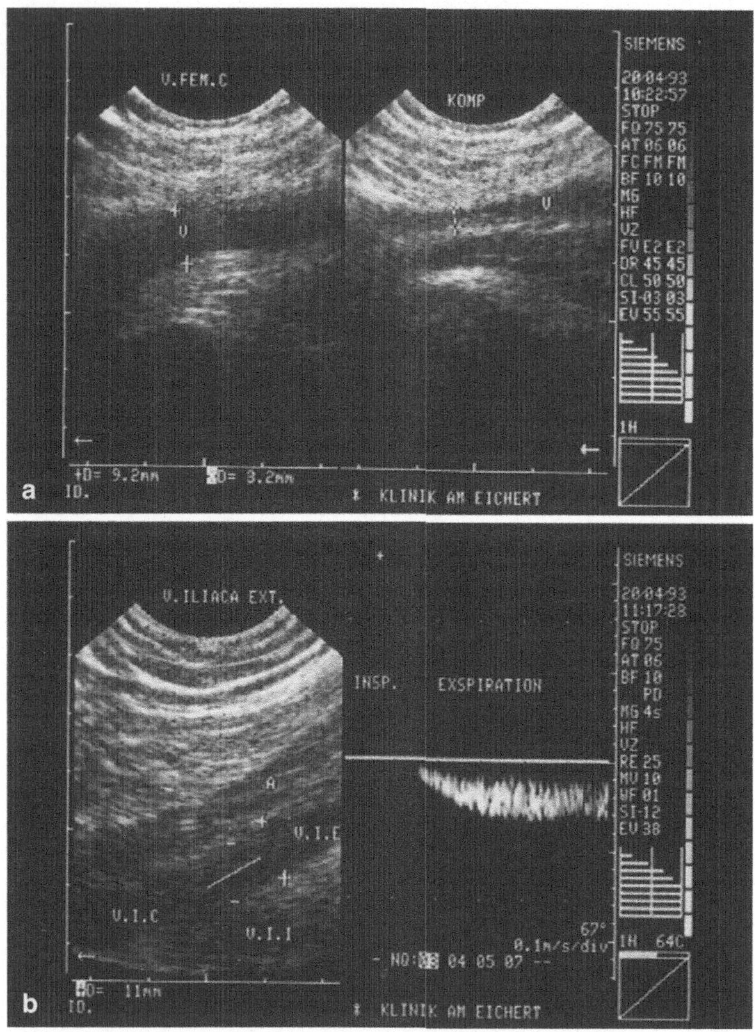

Abb. 47. *a* Rekanalisierte V. femoralis communis;
b Dopplerfrequenzspektrum in rekanalisierter V. iliaca externa

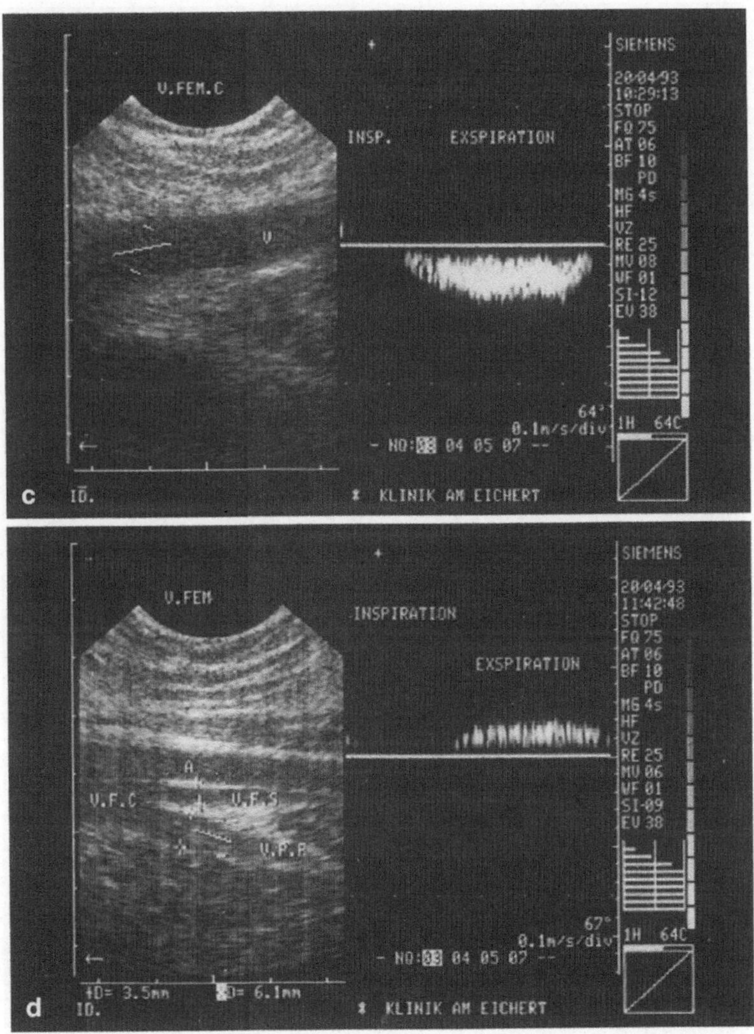

Abb. 47. *c* Dopplerfrequenzspektrum in rekanalisierter V. femoralis communis; *d* Dopplerfrequenzspektrum in rekanalisierter V. profunda femoris

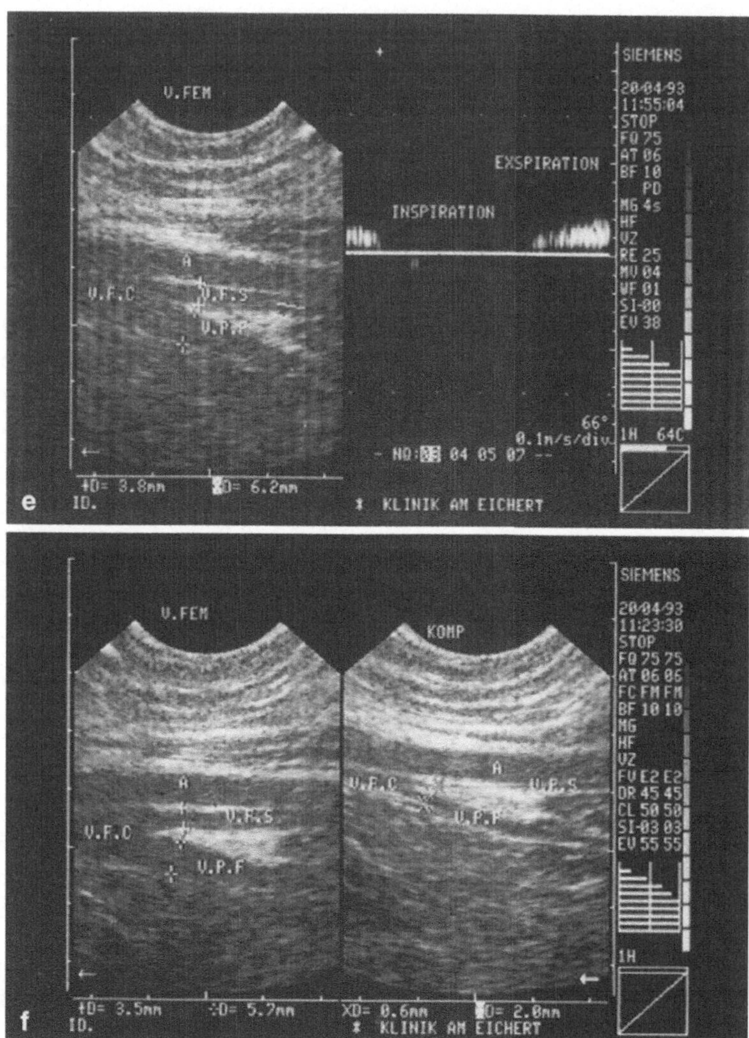

Abb. 47. e unauffälliger Fluß in der V. femoralis superficialis; *f* rekanalisierte Femoralvenenbifurkation im Kompressionstest

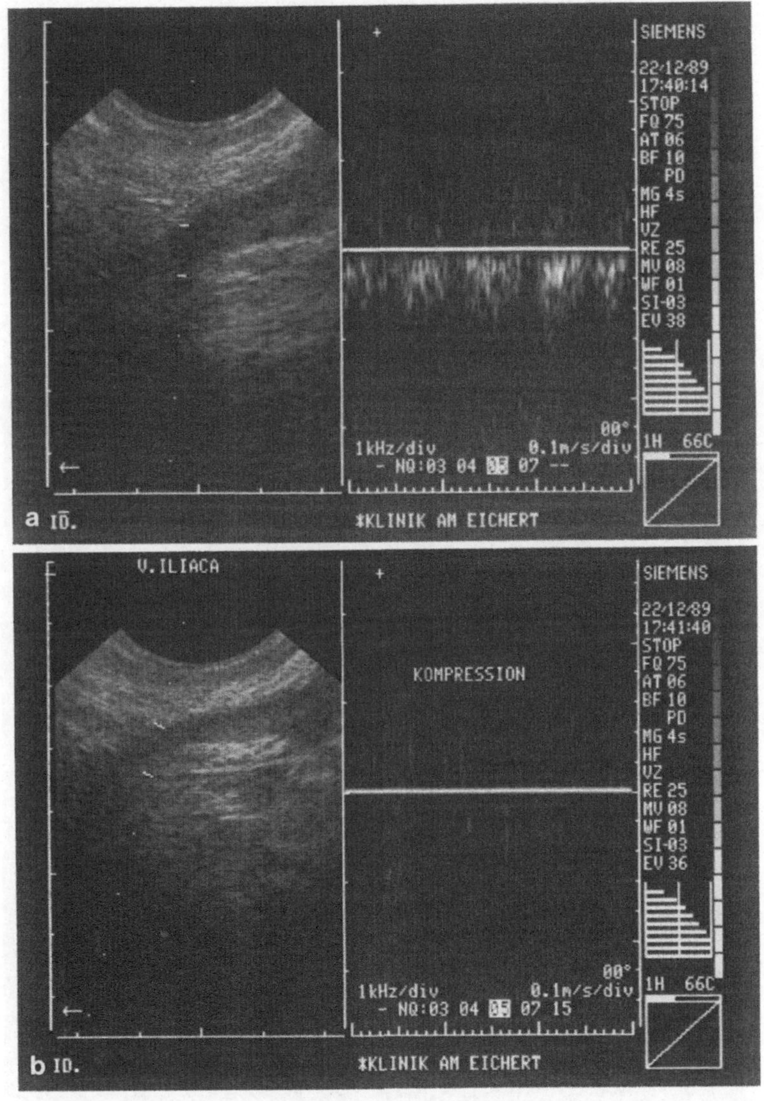

Abb. 48a, b. Dopplerfrequenzspektrum; *a* partiell rekanalisierte V. iliaca, *b* Nullfluß bei geringer Kompression durch Schallkopf und nicht vollständig kollabierter Vene

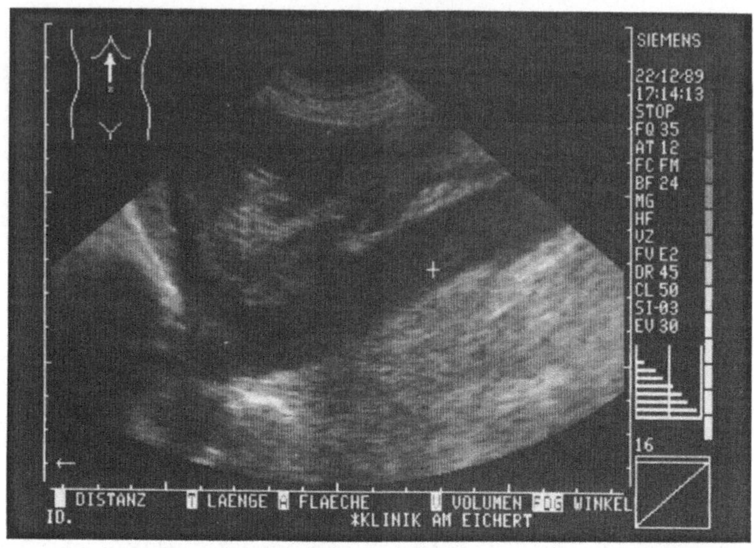

Abb. 49. Thrombus in der V. cava

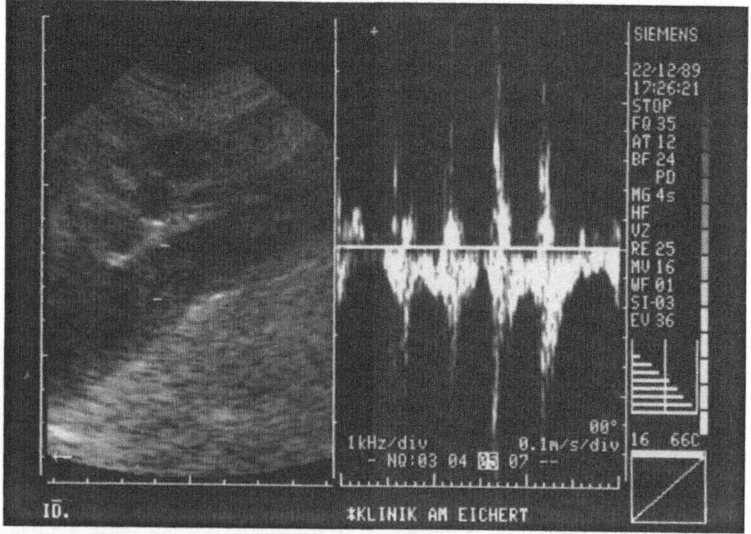

Abb. 50. Flottierender Kavathrombus, Dopplerfrequenzspektrum

Bei einem Patienten mit alter, unter konservativer Therapie partiell rekanalisierter, tiefer Beinvenenthrombose besteht klinisch und szintigraphisch das Bild einer Lungenembolie. Duplexsonographisch läßt sich die partiell rekanalisierte Thrombose darstellen. Die V. iliaca ist durchflossen (Abb. 48a) nicht ganz komprimierbar und zeigt duplexsonographisch unter Kompression durch den Schallkopf ein nicht vollständig kollabiertes Lumen mit dabei fehlendem Strömungssignal (Abb. 48b). In der weiteren Diagnostik zeigt sich nach proximal appositionell ein Kavathrombus. Im Längsschnitt ist die V. cava mit Lebervenenmündung dargestellt und das Thrombusende markiert (Abb. 49). Im B-Bild ist das Verhalten des echoarmen Kavathrombus schlecht darzustellen, und ein Flottieren läßt sich nur erahnen. Dopplersonographisch zeigen scheinbare Artefakte im kardial modulierten Spektrum das Anschlagen des Thrombus an die Venenwand als Beweis eines flottierenden Thrombus (Abb. 50).

Isolierte Unterschenkelvenenthrombose

Isolierte Unterschenkelvenenthrombosen einzelner Venengruppen können phlebographisch übersehen bzw. fehlgedeutet werden wie im folgenden Beispiel: Bei einer jungen Patientin besteht nach Ruhigstellung des Beines sonographisch diagnostiziert eine isolierte Thrombose der V. fibularis. Die lateral der Arterie verlaufende V. fibularis ist komprimierbar (Abb. 51), die zweite medial davon verlaufende dagegen nicht. Sie ist komplett thrombosiert und zeigt kein Blutströmungssignal (Abb. 52).

Die V. tibialis posterior (in Abb. 51 links daneben abgebildet) ist dagegen vollständig komprimierbar und zeigt auch dopplersonographisch einen unauffälligen atemabhängigen Fluß.

Bei älteren Unterschenkelvenenthrombosen wird deren Diagnose aufwendiger. Der Thrombus bekommt eine ähnliche

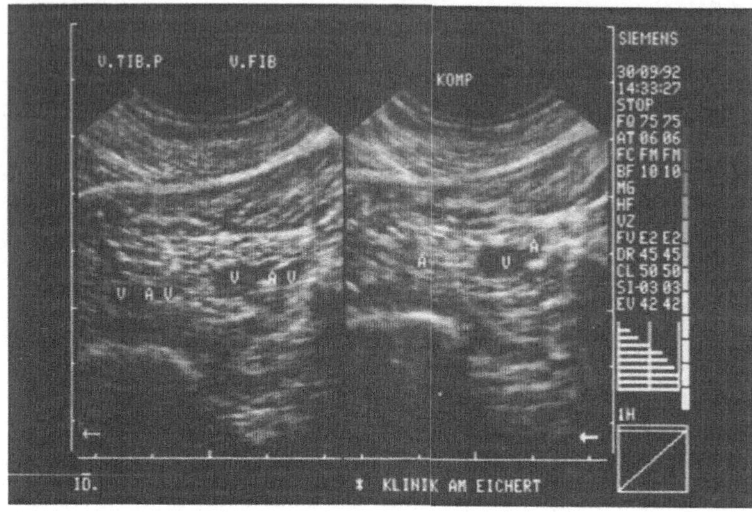

Abb. 51. Thrombus in der V. fibularis

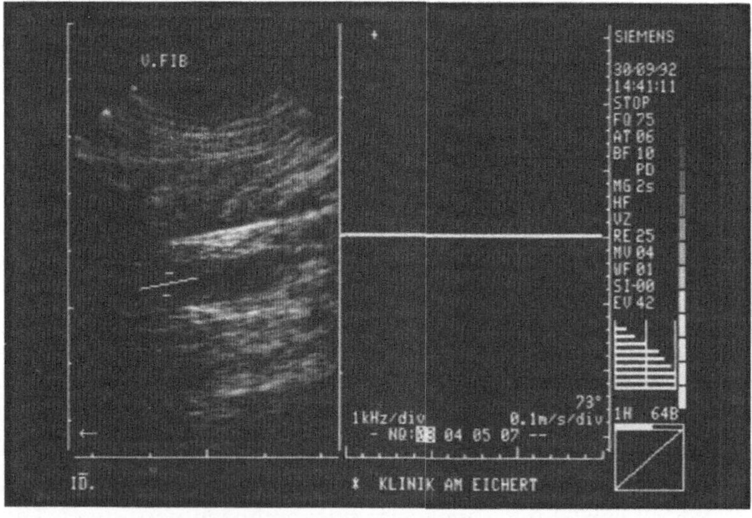

Abb. 52. Nullfluß in thrombosierter V. fibularis

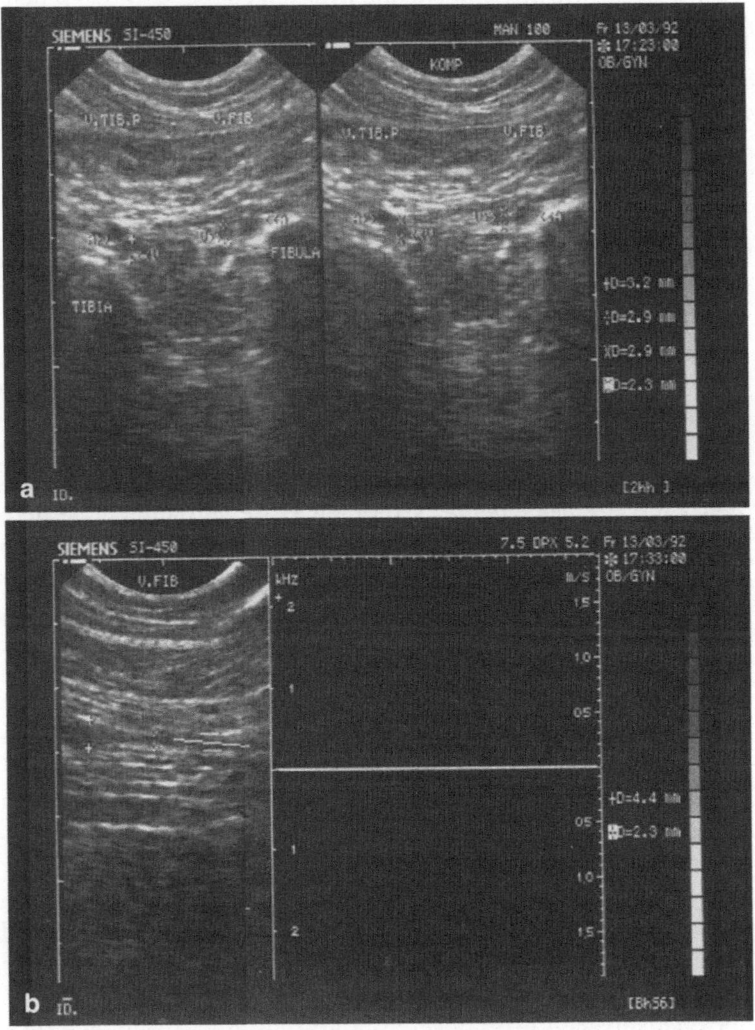

Abb. 53. *a* Ältere Unterschenkelvenenthrombose; *b* Dopplerfrequenzspektrum abgeleitet in älterer Unterschenkelvenenthrombose

Echogenität wie das umgebende Muskelgewebe, und die Venenwand wird mit zunehmender Organisation schlechter abgrenzbar.

Die Abb. 53a zeigt die neben der A. fibularis schlecht vom umgebenden Muskelgewebe abgrenzbaren, jedoch unter Kompression (rechts dargestellt) nicht komprimierbaren Venen. Medial davon ist die ebenfalls thrombosierte V. tibialis posterior sichtbar.

Durch die Schrumpfung des Thrombus in der Organisation sind die Venen nicht weitgestellt. Zum sicheren Nachweis der Thrombose ist in diesem Fall die Ableitung des Dopplerspektrums (Abb. 53b) notwendig. In der schlecht darstellbaren V. fibularis sind weder spontane venösen Strömungssignale noch „A-sounds" darstellbar. Proximal ist die thrombosierte Vene etwas verbreitert durch einen Venenzusammenfluß. Als Leitstruktur beim Auffinden von thrombosierten Unterschenkelvenen kann die begleitende Arterie zu Hilfe genommen werden.

Ebenso dienen die Unterschenkelarterien zur Identifikation der tiefen Leitvenen bei der Abgrenzung einer Muskelvenenthrombose. So kann sicher zwischen einer Muskelvene (in Abb. 54a thrombosiert und nicht komprimierbar) und der die Arterie begleitenden V. fibularis unterschieden werden. Diese ist im rechten Bildabschnitt im Gegensatz zur Muskelvene komprimierbar und damit nicht thrombosiert. Abb. 54b zeigt im Längsschnitt die thrombosierte Muskelvene bis an ihre Mündung in die V. fibularis, diese ist jedoch frei (vergleiche im Längsschnitt in Abb. 54b rechts die komprimierbare V. fibularis im Gegensatz zur nicht komprimierbaren Muskelvene).

Bei einem Patienten mit etwas angeschwollener Wade und schmerzhaftem, aber nicht tastbarem Strang im Bereich der Wadenmuskulatur stellt sich klinisch der Verdacht auf eine Unterschenkelvenenthrombose. Sonographisch läßt sich eine tiefe Beinvenenthrombose ausschließen. In Abb. 55 ist rechts unter Kompression im Querschnitt nur noch die Arterie dargestellt. Die paarweise verlaufende V. tibialis posterior ist bei Kompression vollständig kollabiert. Es zeigt sich weiterhin eine throm-

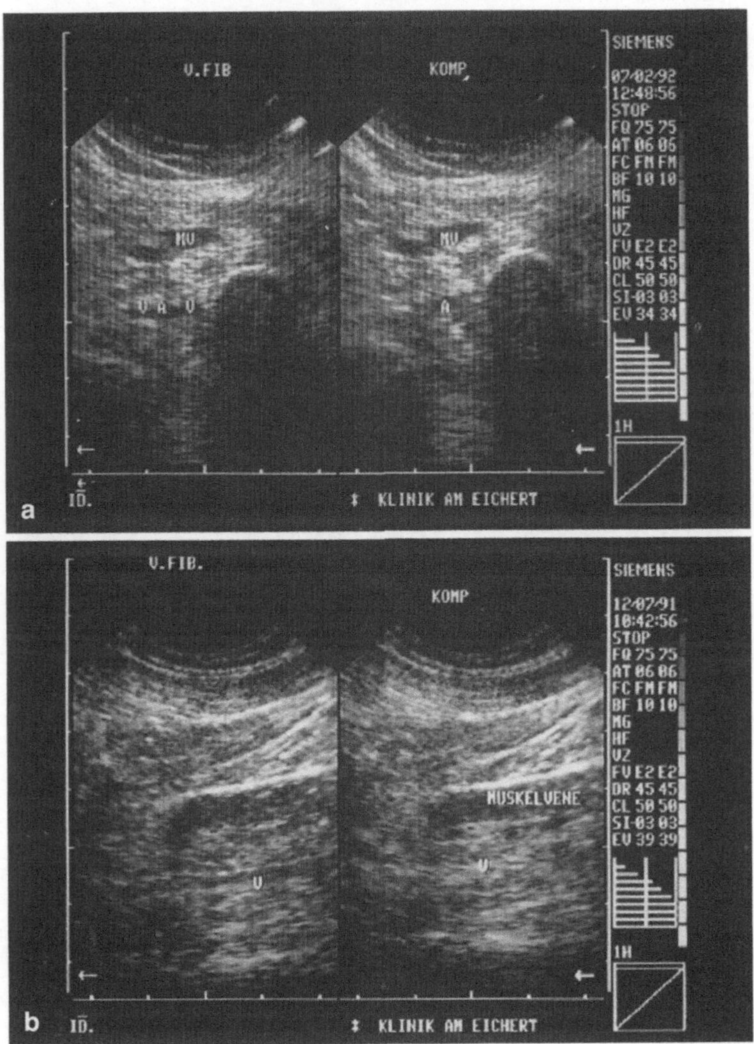

Abb. 54. a Thrombosierte Muskelvene; *b* Mündung der thrombosierten Muskelvene in freie V. fibularis

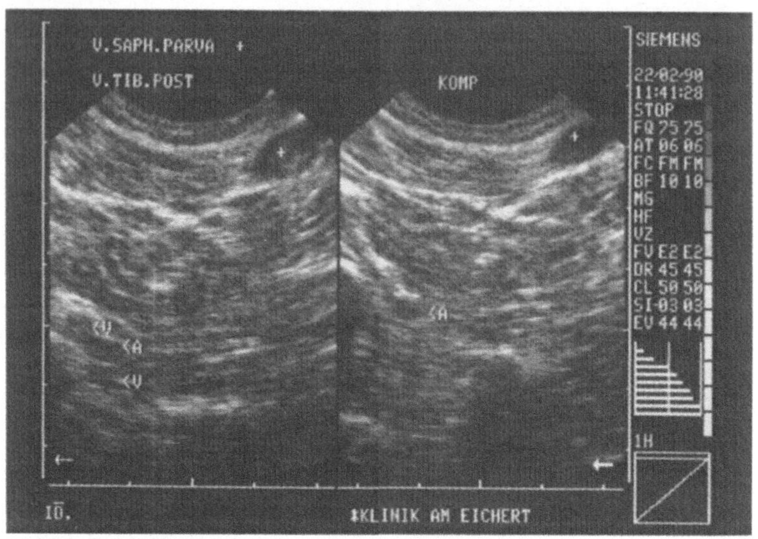

Abb. 55. Thrombophlebitis in der V. saphena parva

bosierte (nicht komprimierbare) V. saphena parva, die die Beschwerden erklärt. Die phlebographische Kontrolle bestätigt das freie tiefe Beinvenensystem, gibt aber keine Klärung der Beschwerden. Das Beispiel zeigt im Vergleich die Venenweite einer thrombosierten und einer unauffälligen Vene. Weite Unterschenkelvenen sind für eine Thrombose verdächtig, schmalkalibrige, partiell kollabierte und daher schlecht darstellbare Venen machen eine frische Unterschenkelvenenthrombose unwahrscheinlich.

Bei schlechter Beschallbarkeit der Unterschenkel, z. B. bei Ödemen, kann die Beurteilung von provozierten Signalen weiterhelfen. Bei einem 50jährigen Patienten mit posttraumatischem Lymphödem und akut zusätzlich aufgetretener Unterschenkelschwellung läßt sich bei einer B-bildsonographisch schlecht darstellbaren Unterschenkelvenenthrombose dopplersonographisch über der V. poplitea bei Kompression am dista-

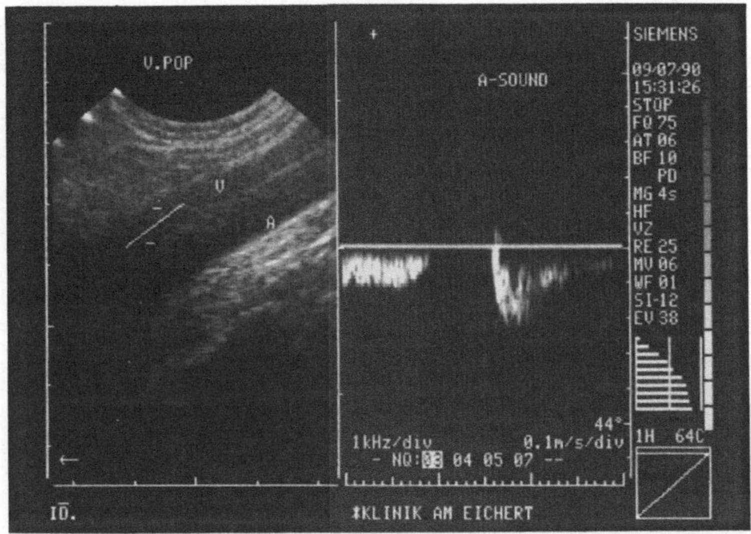

Abb. 56. Dopplerfrequenzspektrum abgeleitet in V. poplitea bei Unterschenkelvenenthrombose

len Unterschenkel (der distalen V. tibialis posterior) zwar ein „A-sound", jedoch reduziert, nachweisen (Abb. 56).

Venenkompressionen durch umgebende Strukturen

Differentialdiagnostisch zur Venenthrombose kommt bei einer Beinschwellung eine proximaler gelegene Venenkompression in Betracht. Bei einem Patienten mit Neigung zur Unterschenkelschwellung ist die V. poplitea durch ein Aneurysma der A. poplitea komprimiert. Distal des Aneurysmas ist in der V. poplitea kaum ein spontanes Strömungssignal nachzuweisen. Bei Wadenkompression ist wegen des nachgeschalteten Strömungshindernisses durch das die Vene komprimierende Aneurysma nur ein reduzierter „A-sound" auslösbar (Abb. 57). Im B-Bild ist die Vene durch das partiell thrombosierte Aneurysma kom-

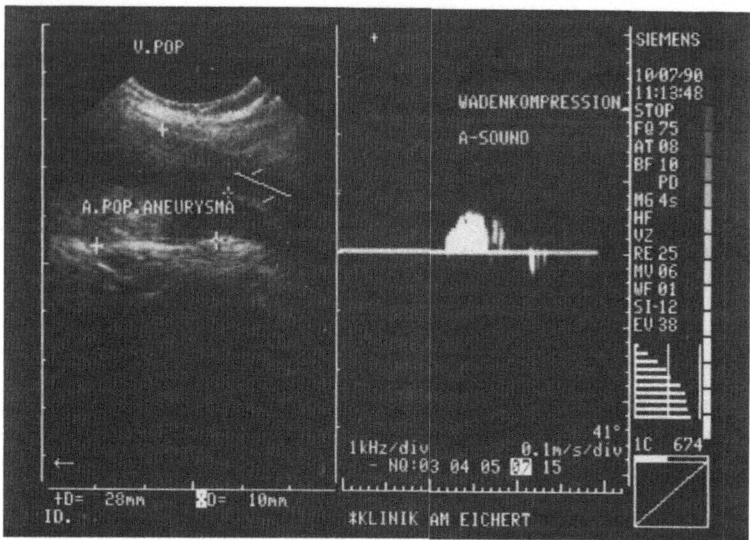

Abb. 57. Durch arterielles Aneurysma komprimierte V. poplitea

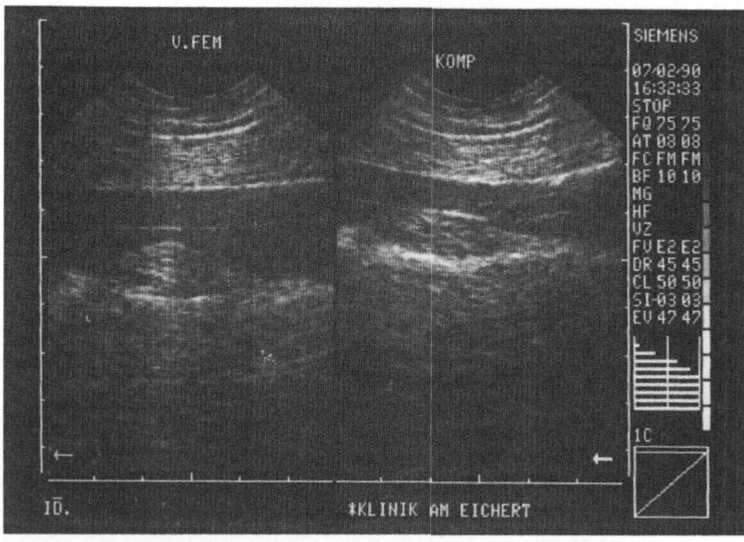

Abb. 58. Venenwandimpression durch Lipom

primiert, distal davon etwas aufgeweitet, aber komprimierbar. Das „sample volume" ist im Venenlumen abgebildet, darunter die A. poplitea. Die Aneurysmagrenzen sind markiert.

Die Phlebographie zeigt eine Kontrastmittelaussparung in der V. femoralis. Die Sonographie zeigt, daß es sich um keinen Thrombuszapfen aus einer zufließenden Vene sondern um einen das Gefäß teilkomprimierenden Tumor mit glatter Abgrenzung zur Umgebung handelt. Die Gefäßwand ist nicht durchbrochen. Die Abb. 58 zeigt das Gefäß im Längsschnitt, rechts unter Teilkompression. Oberhalb der Vene verläuft die A. femoralis. Intraoperativ und histologisch aufgearbeitet ist der Tumor ein Lipom.

Bei einem Patienten mit Neigung zur Unterschenkelschwellung und Schmerzen unterhalb der Kniekehle kann sonographisch eine Thrombose ausgeschlossen werden. Die Ursache der Schwellneigung ist eine große Baker-Zyste, die die V. poplitea z. T. komprimiert (Abb. 59a) und eine Unterschenkelvenenstauung verursacht.

In Abb. 59b zeigt das fehlende Strömungssignal die Stase in der distalen V. poplitea. Bei Wadenkompression läßt sich nur ein reduziertes provoziertes Signal („A-sound"), das auf der proximal davon gelegenen Venenkompression beruht, nachweisen.

Bei sehr großen oder sogar rupturierten Baker-Zysten kann phlebographisch fälschlicherweise eine Unterschenkelvenenthrombose diagnostiziert werden, wenn durch vollständige Kompression in der V. poplitea und den proximalen tiefen Unterschenkelvenen das Kontrastmittel über die oberflächlichen Venen abtransportiert wird und die tiefen Leitvenen sich nicht darstellten.

Differentialdiagnostisch muß bei zystischen Strukturen entlang der Gefäße die zystische Adventitiadegeneration in Betracht gezogen werden. Sie kann die Ursache einer Poplitealarterienstenose sein. Eine Abflußstörung der V. poplitea wird sehr selten beobachtet, jedoch kann eine Impression in der

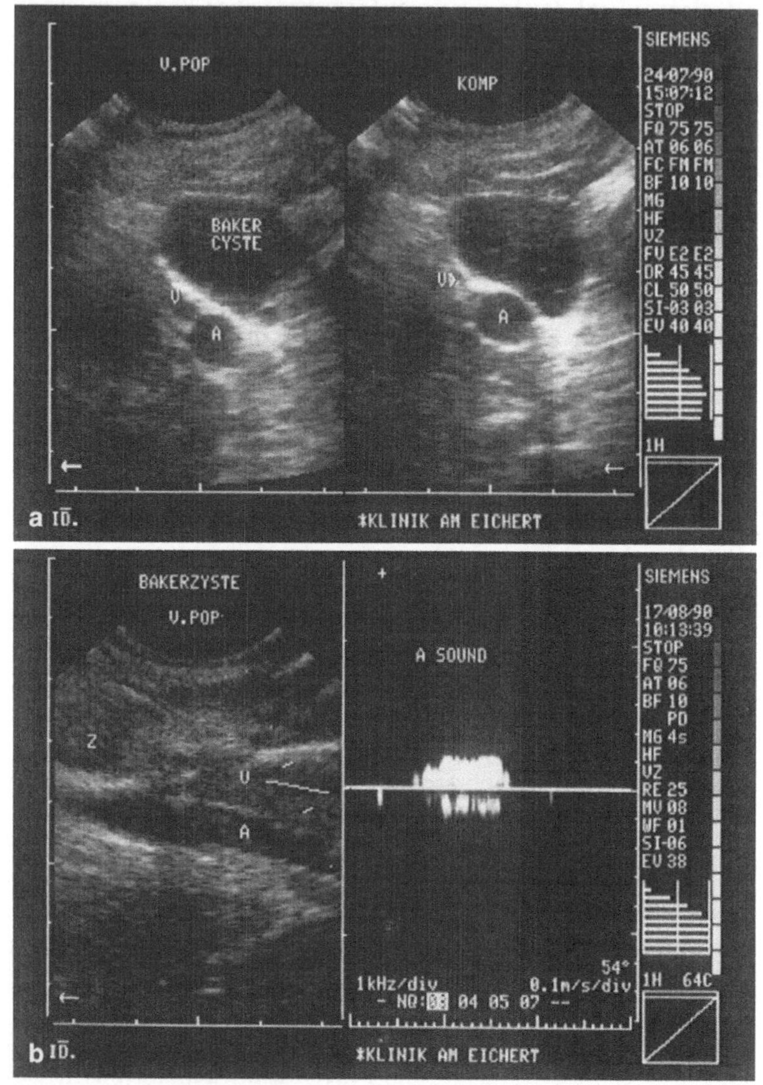

Abb. 59a, b. Baker-Zyste; *a* venöse Kompression, B-Bild;
b Dopplerfrequenzspektrum bei venöser Abflußstörung

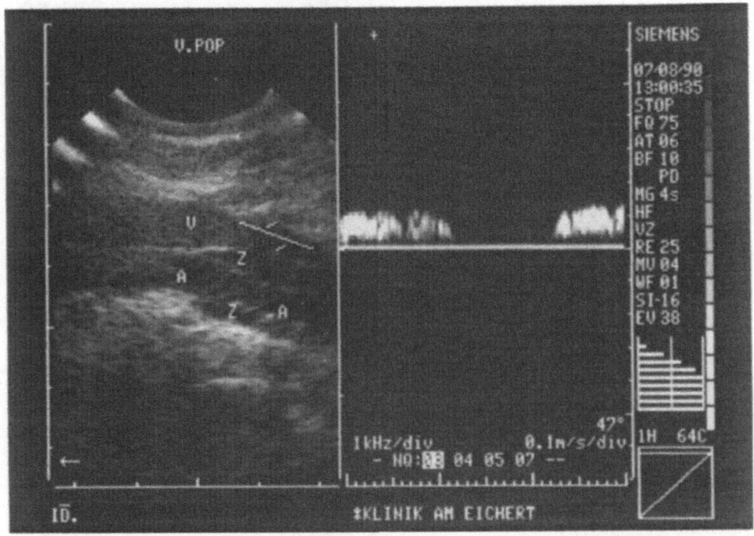

Abb. 60. Impression der Venenwand durch zystische Adventitiadegeneration

Phlebographie in Erscheinung treten. Die Abb. 60 zeigt zystische Strukturen (Z) um die A. poplitea. In der V. poplitea kann
ein unauffälliges atemabhängiges Strömungssignal duplexsonographisch abgeleitet werden.

Beim seltenen Entrapment-Syndrom führen abnormale anatomische Beziehungen zwischen A. und evtl. auch V. poplitea
einerseits und den Muskeln in der Fossa poplitea andererseits
zu einer Kompression der Gefäße, v. a. bei Kontraktion der Wadenmuskulatur. Besonders die A. poplitea wird bei jeder Plantarflexion komprimiert, was zu claudicatiotypischen Beschwerden führt. Nach der Insua-Klassifikation (Abb. 61 a) gibt es
verschiedene Kompressionstypen; meist jedoch führt die Malformation eines atypisch verlaufenden Muskelansatzes des M.
gastrocnemius zu einer Gefäßkompression. A. und V. poplitea
ziehen dann meist nicht gemeinsam durch die Fossa poplitea,

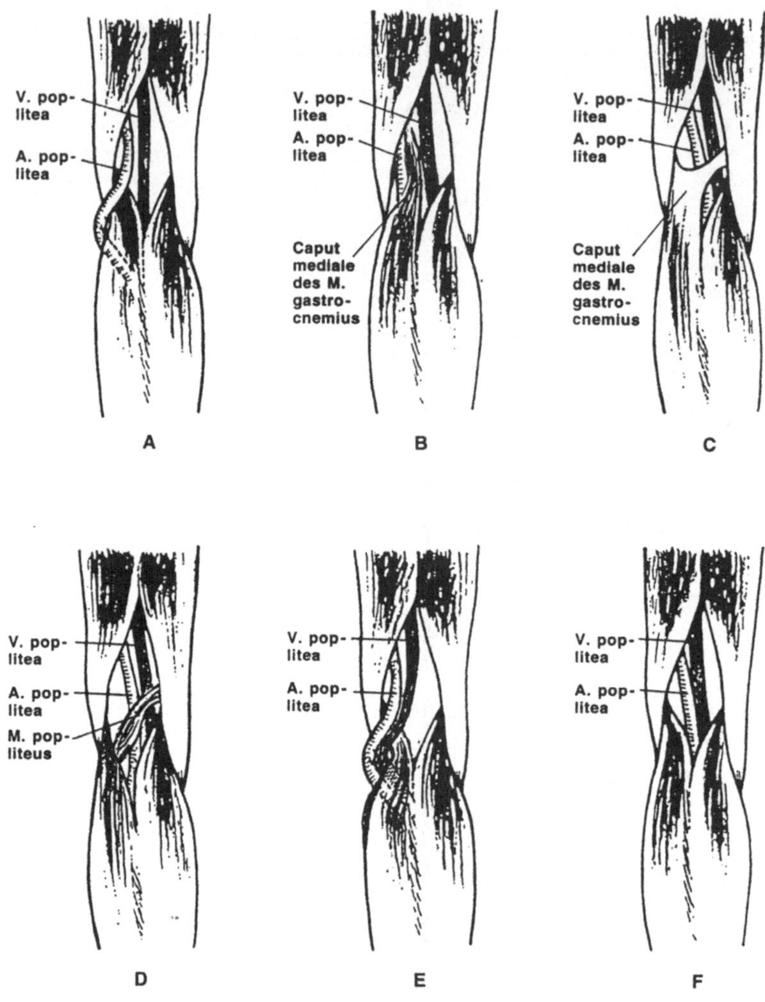

Abb. 61. a Typeneinteilung des Entrapment-Syndrom. *A* Die A. poplitea verläuft medial über die dorsale Seite des normalen Ansatzes des medialen Gastroknemiuskopfs und nimmt dann ventral des Muskels wieder ihre normale Position ein (nach Insua Typ I). *B* Der atypische Ansatz des Caput mediale des M. gastrocnemius ist nach kranial und lateral verschoben

und zwingt die ansonsten normal verlaufende A. poplitea zu einem medialen Verlauf um den medialen Gastroknemiuskopf (nach Insua Typ I a); die V. poplitea kann miteinbezogen und komprimiert sein. *C* Der Ansatz des medialen Gastroknemiuskopfs hat einen abnormalen lateralen Ausläufer, oder es ist ein abnormal verlaufender M. plantaris vorhanden. Der Verlauf der Arterie zeigt keine Deviation; A. und V. poplitea können aber in unterschiedlicher Ausprägung je nach Ausmaß der Muskelfasern, die zum lateralen Femurkondylus ziehen, komprimiert werden (nach Insua Typ II-II a). *D* Der M. popliteus, ein abnormal verlaufender Ast des N. tibialis oder ein fibröses Band können die A. und V. poplitea komprimieren (nach Rich). *E* Die V. poplitea kann selten der A. poplitea in ihrem atypischen Verlauf folgen und ebenfalls komprimiert werden. Ein isolierter abnormaler Verlauf der V. poplitea allein ist bisher nur einmal beschrieben. *F* Normaler Verlauf von A. und V. poplitea durch die Fossa poplitea; eine exzessive Hypertrophie der M. gastrocnemius kann bei Muskelkontraktion zu einer Kompression von A. und V. poplitea führen und zu einer Claudicatio intermittens oder venösen Stauung Anlaß geben.

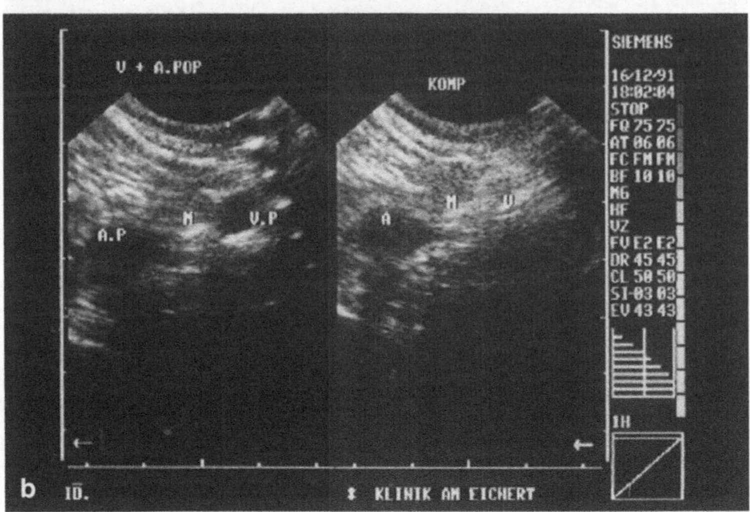

Abb. 61. b Entrapment-Syndrom, Typ I a nach Insua

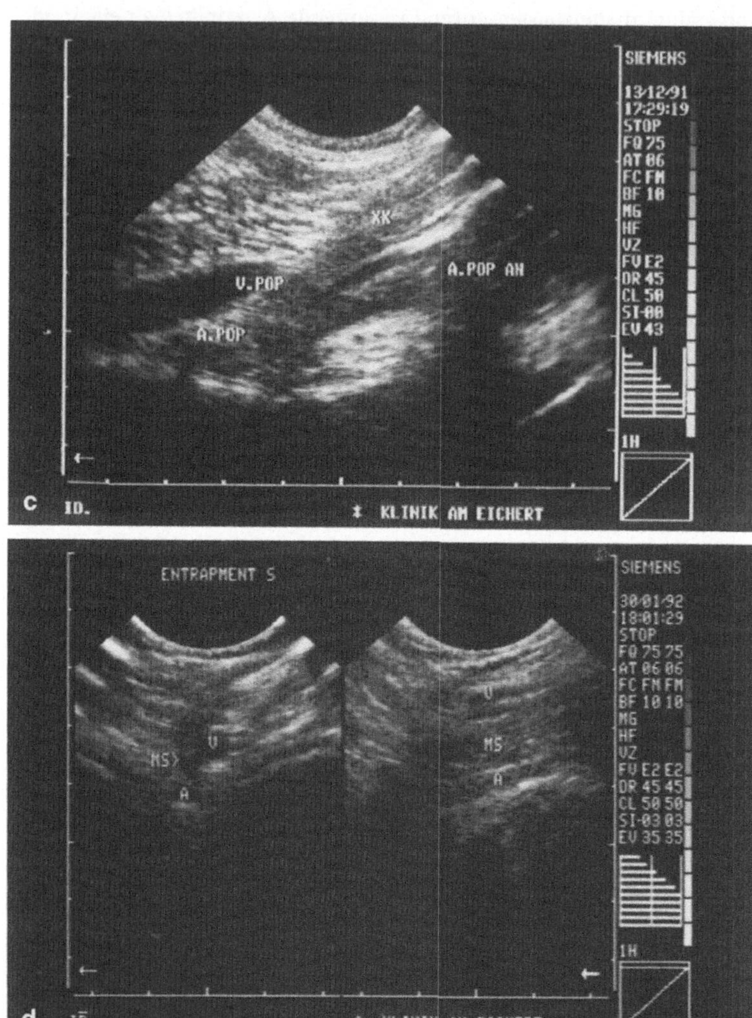

Abb. 61. c Entrapment-Syndrom mit Venenkompression, Typ II nach Insua. **d** Entrapment-Syndrom mit Venenkompression bei Muskelkontraktion der Wadenmuskulatur, Typ I a nach Insua

sondern der Muskelansatz (M) verläuft zwischen den Gefäßen (Abb. 61 b) und kann in sehr seltenen Fällen auch zu einer venösen Abflußstörung führen (Typ I a nach Insua). Bei dem 45jährigen Patienten (Abb. 61 c) führte eine Malformation des medialen Gastroknemiuskopfes mit lateralen Ausläufern (XX) zum lateralen Femurkondylus (Typ II nach Insua) zu einer Stenose der A. poplitea mit poststenotischer Dilatation und mit anschließendem Verschluß. Der atypische Verlauf des Muskelansatzes führt auch zu einer venösen Abflußstörung durch Kompression der V. poplitea (Abb. 61 c).

Oft führt erst die Muskelkontraktion der Wadenmuskulatur (Plantarflexion) zur Gefäßkompression. In Abb. 61 d ist links im Querschnitt der atypische Ansatz des M. gastrocnemius zwischen A. und V. poplitea abgebildet und in der rechten Bildhälfe im Längsschnitt der verdickte Muskelansatz bei Muskelkontraktion der Wadenmuskulatur [Schallkopfnah: V. poplitea (V); MS = atypischer medialer Ansatz des M. gastrocnemius (Typ I a nach Insua), dorsal davon die A. poplitea (A)]. Bei der jungen Patientin mit claudicatiotypischen Beschwerden war die A. poplitea durch das Entrapment-Syndrom kurzstreckig verschlossen. Eine Unterschenkelschwellung bei längerem Stehen oder Gehen wurde durch eine auch duplexsonographisch nachweisbare venöse Abflußstörung bei Muskelkontraktion verursacht. Intraoperativ konnte der sonographische Befund bestätigt werden.

Arteriovenöse Verbindungen

Bei Zustand nach arteriovenöser Shuntanlage am Arm zur Dialyse läßt sich duplexsonographisch das Flußvolumen (Gefäßquerschnitt × mittlere Blutflußgeschwindigkeit) bestimmen. Weiterhin lassen sich Stenosen an der Anastomose nachweisen. In Abb. 62 besteht eine hochgradige Stenose am Übergang des Shunts zur Vene.

Eine Rechtsherzkatheteruntersuchung über die V. femoralis verursachte als Komplikation bei einem 73jährigen Pateiten ei-

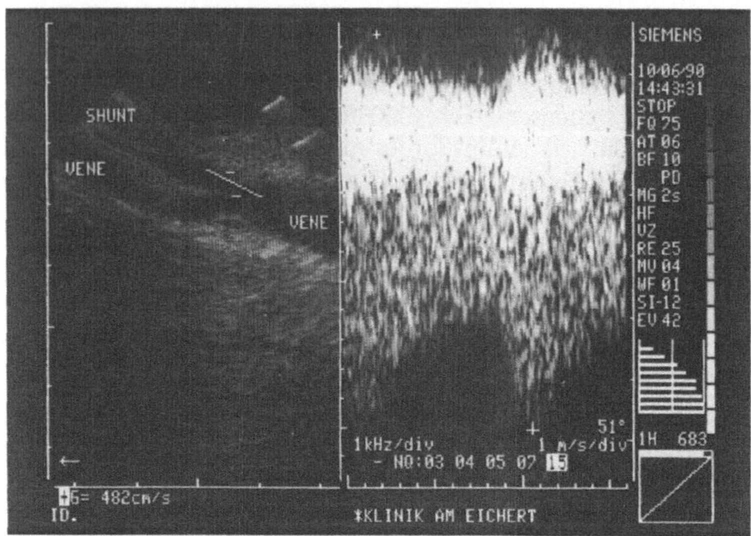

Abb. 62. Stenose im arteriovenösen Shunt

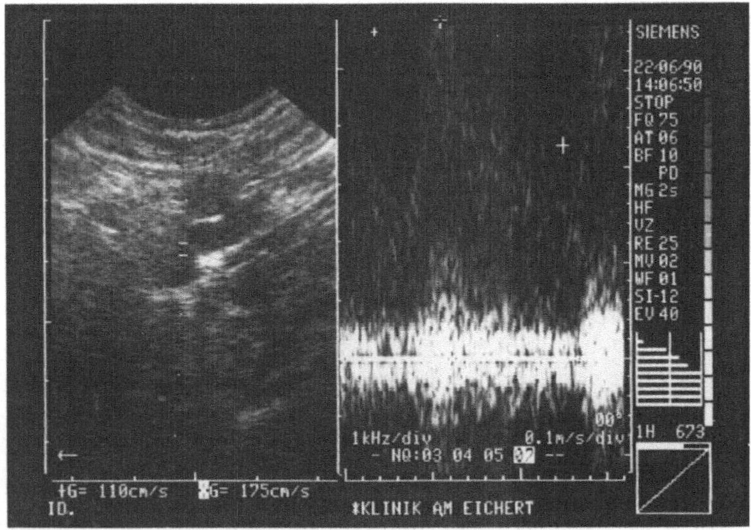

Abb. 63. Iatrogene arteriovenöse Fistel zwischen der A. profunda femoris und der A. femoralis superficialis

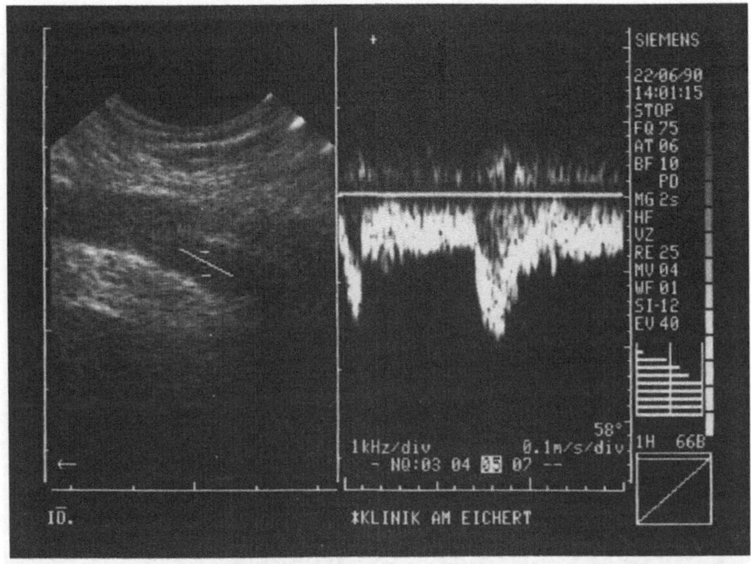

Abb. 64. Fistelversorgende A. profunda femoris, Dopplerfrequenzspektrum

ne arteriovenöse Fistel. Duplexsonographisch läßt sich die Fistel zwischen der A. profunda femoris und der V. femoralis superficialis lokalisieren (Abb. 63). Das „sample volume" liegt in der Fistel zwischen A. profunda femoris und V. femoralis superficialis. Oberhalb der Vene ist noch die A. femoralis superficialis dargestellt. Intraoperativ bestätigt sich der ungewöhnliche Befund (meist besteht eine arteriovenöse Fistel zwischen A. und V. femoralis communis). Die A. profunda femoris zeigt als fistelversorgendes Gefäß einen hohen diastolischen Fluß (Abb. 64). Die A. femoralis communis zeigt als vorgeschaltetes Gefäß ebenfalls einen erhöhten diastolischen Fluß, die A. femoralis superficialis, oberhalb der A. profunda femoris sichtbar, einen unauffälligen dreiphasigen Fluß. Durch die Bestimmung des Flußvolumens (Durchmesser und „V.-mean"-Bestim-

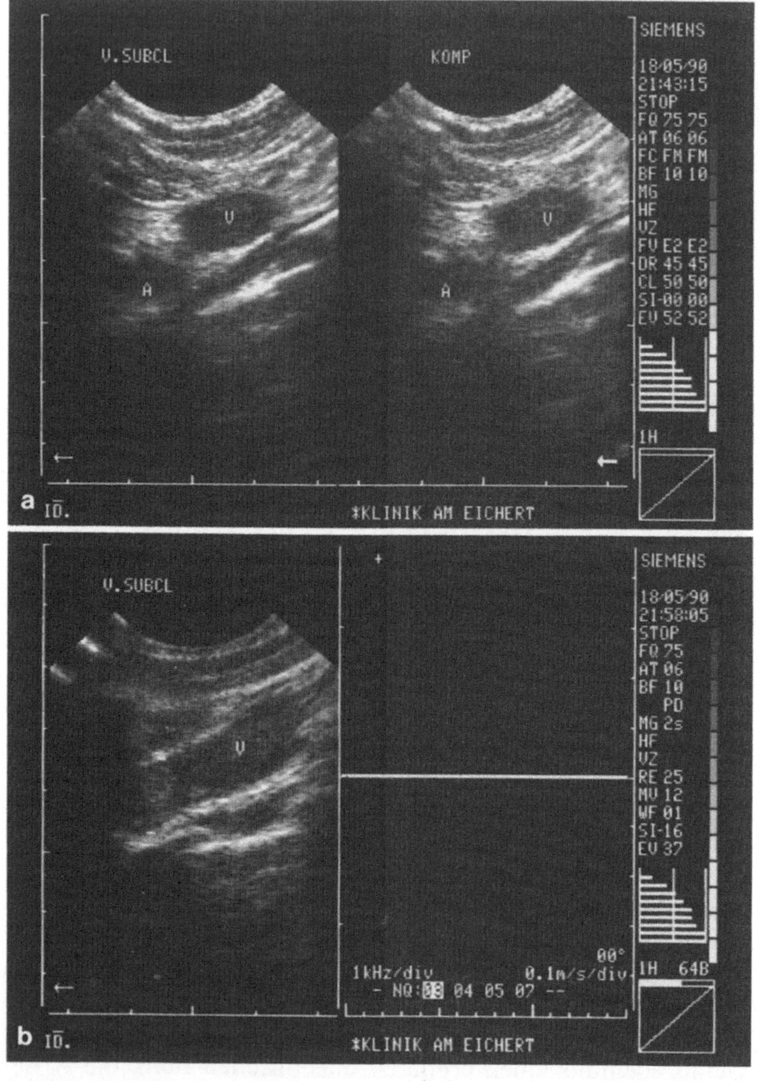

Abb. 65. a Thrombose in der V. subclavia und V. axillaris, Kompressionstest; *b* dopplersonographisch abgeleiteter Nullfluß in thrombosierter V.
subclavia

mung) in der fistelspeisenden Arterie läßt sich im Vergleich mit der Gegenseite das Fistelvolumen abschätzen.

Die präzise sonographische Fistellokalisation erleichtert das intraoperative Auffinden der Fistel.

Venen der oberen Extremität und Vena jugularis

Paget-von-Schroetter-Syndrom

Die Thrombose der V. subclavia ist selten und zeigt im Spontanverlauf eine relativ gute Prognose. Lungenembolien werden nur sehr selten beobachtet.

Die V. subclavia und V. axillaris sind bei einem 30jährigen Patienten vollständig thrombosiert (Abb. 65 a keine Komprimierbarkeit bei Druck im Bereich der Mohrenheim-Grube; zum

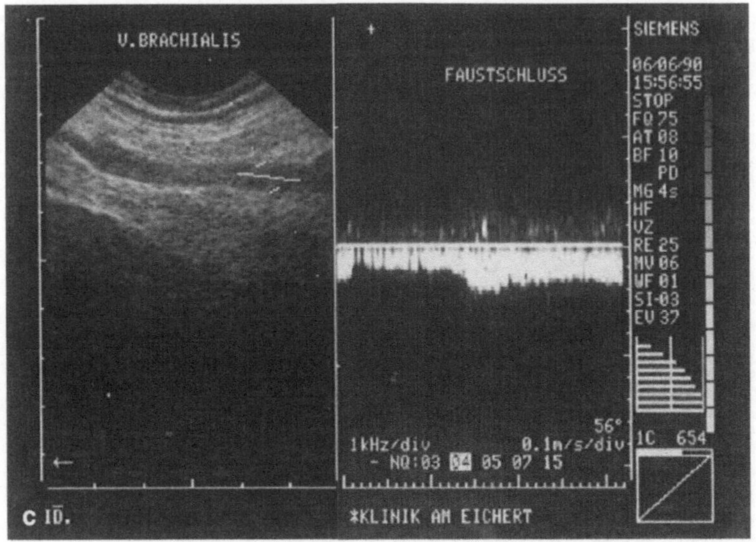

Abb. 65. c V. brachialis mit venöser Abflußstörung

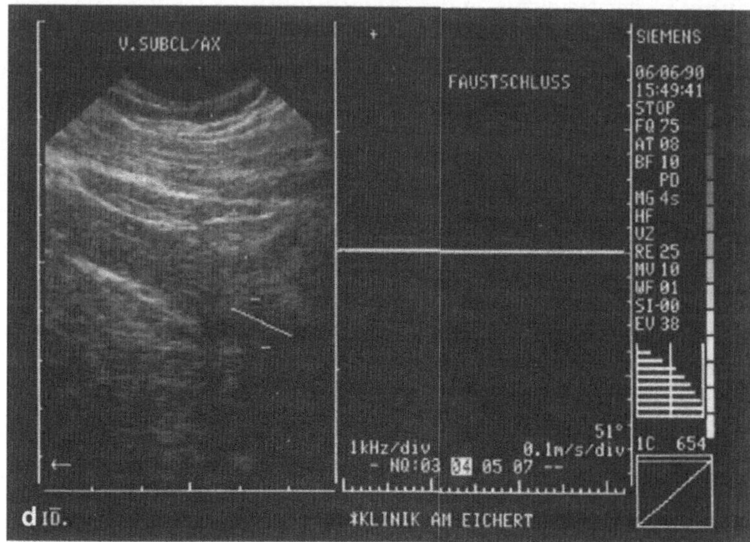

Abb. 65. d Thrombosierte distale V. subclavia, Verlaufskontrolle

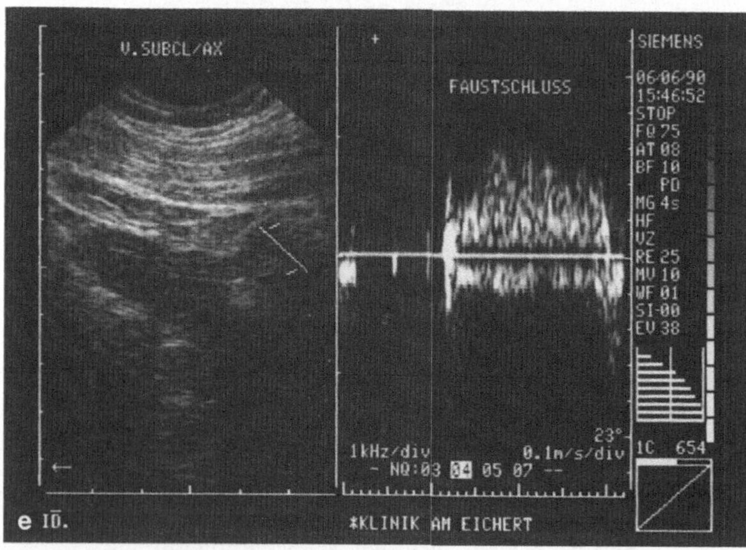

Abb. 65. e Provoziertes Signal im Dopplerfrequenzspektrum abgeleitet in
V. cephalica

Vergleich s. Abb. 21) und zeigt duplexsonographisch keine Strömungssignale in Abb. 65 b. Die Thrombose erstreckte sich auch auf die V. brachialis. 18 Tage später war die V. brachialis unter Vollheparinisierung spontan rekanalisiert, der kontinuierliche Blutfluß zeugt von dem proximal gelegenen Strömungshindernis. Beim Faustschluß läßt sich nur ein reduziertes artifizielles Signal auslösen (Abb. 65 c). Die V. axillaris und die distale V. subclavia sind noch komplett thrombosiert. In Abb. 65 d zeigt auch der Faustschluß kein artifizielles Strömungssignal. Über die V. cephalica (Abb. 65 e), die als Kollaterale dient, kommt es zu einer beginnenden Rekanalisation in der V. subclavia.

Beim Paget-von-Schroetter-Syndrom läßt sich neben dem Ausmaß der Thrombosierung auch der Spontanverlauf und der Verlauf nach Lyse beurteilen.

Kostoklavikuläres Kompressionssyndrom

Bei Schwellneigung des Armes muß, v. a. wenn begleitend Sensibilitätsstörungen auftreten, differentialdiagnostisch zum Paget-von-Schroetter-Syndrom, an das neurovaskuläre Kompressionssyndrom gedacht werden.

Die 3 großen Gefäßnervenstränge der oberen Gliedmaßen passieren auf ihrem Weg von der oberen Thoraxapertur bis zur Axilla 3 physiologische Engen, die bei anatomischen Varianten oder pathologischen Bedingungen eine mechanische Irritation oder Kompression der Gefäße und Nerven hervorrufen können.

Unter dem angloamerikanischen Terminus „thoracic outlet"-Syndrom werden folgende 3 Kompressionssyndrome nach topischen Gesichtspunkten unterschieden:

Scalenus- bzw. Halsrippensyndrom. Dabei ist neben dem Plexus brachialis v. a. die Arterie von der Druckschädigung betroffen. Die Enge wird durch eine Verdickung oder abnorme Position des M. scalenus anterior oder medius zur 1. Rippe, durch eine Exostose der 1. Rippe oder eine Halsrippe hervorgerufen.

Durch die Lücke verlaufen der Plexus brachialis und die Ar-

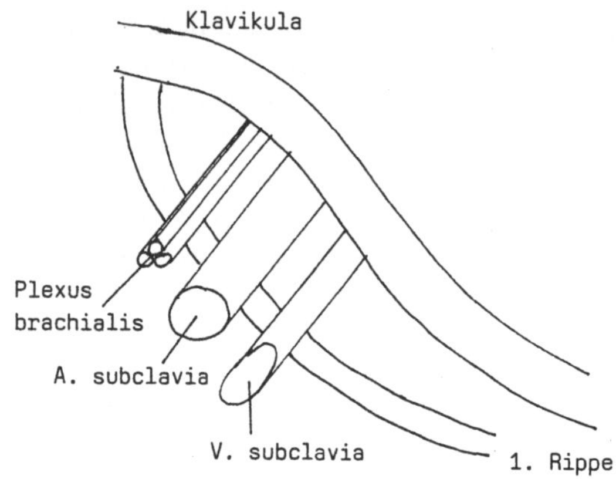

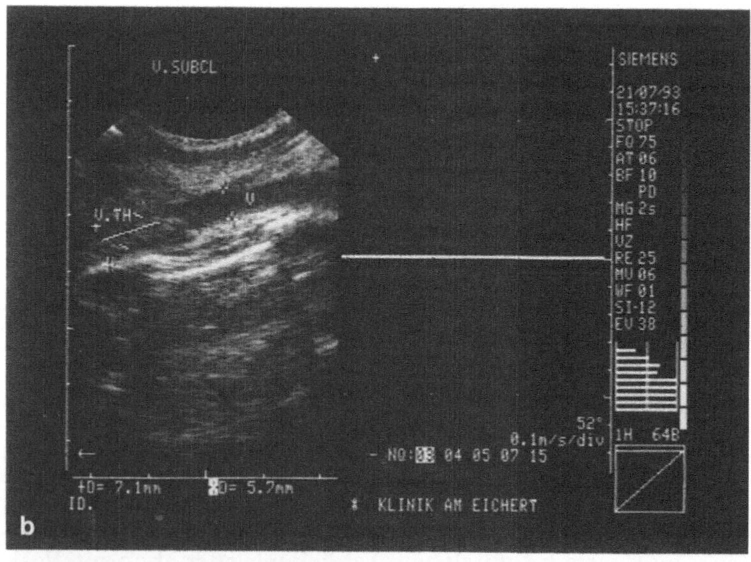

Abb. 66. *a* Kostoklavikuläre Enge; Hauptschädigung Vene, selten Arterie und Nerven; *b* Kurzstreckiger Thrombus in der Vena subclavia distal der kostoklavikulären Enge

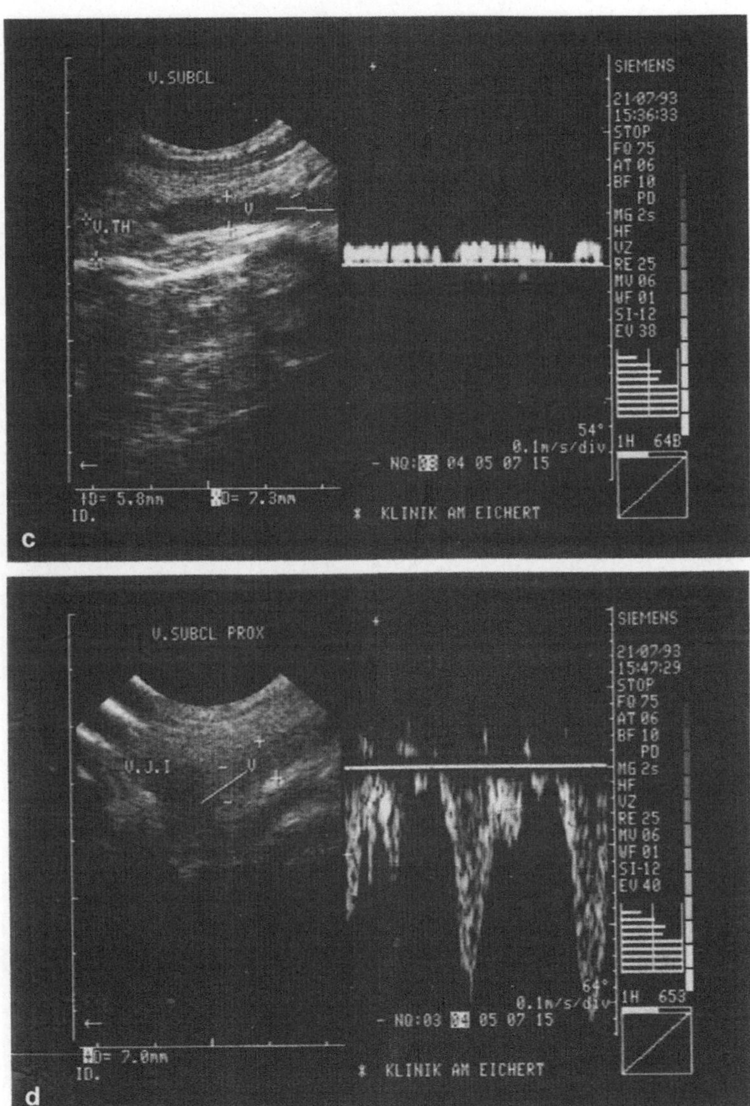

Abb. 66. c Dopplerfrequenzspektrum in der Vena axillaris distal des Thrombus; *d* Dopplerfrequenzspektrum in der Vena subclavia proximal der kostoklavikulären Enge

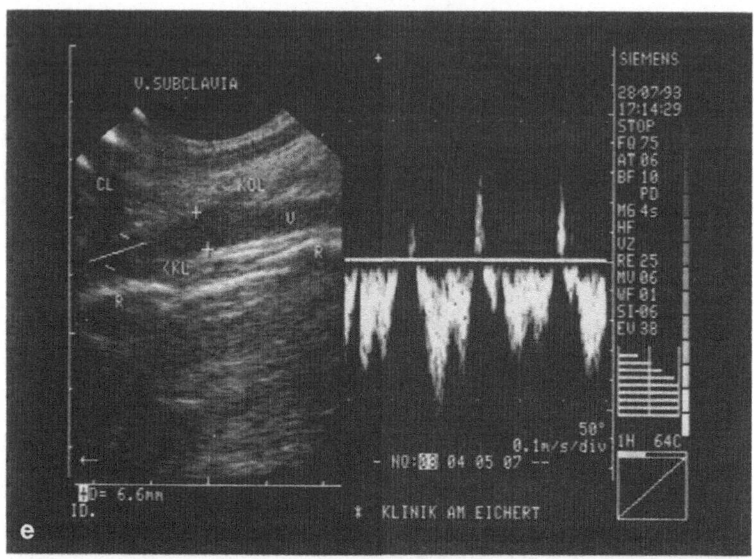

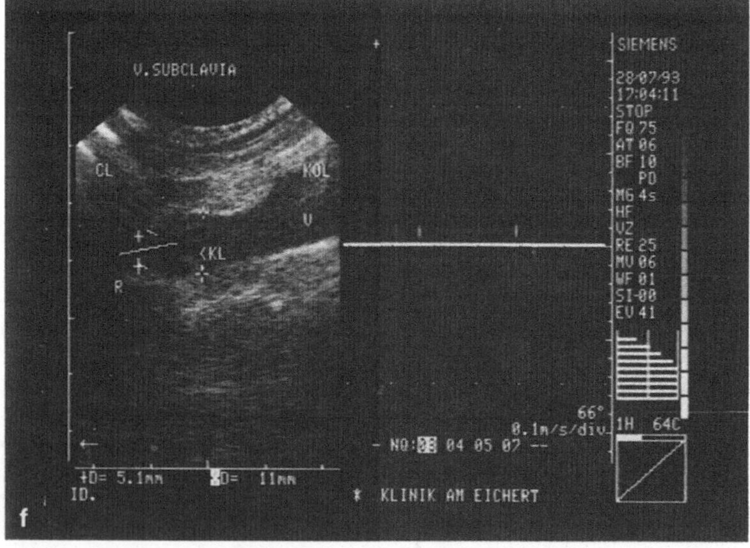

Abb. 66. e Dopplerfrequenzspektrum in der Vena subclavia unmittelbar distal der kostoklavikulären Enge nach Lyse; *f* Dopplerfrequenzspektrum in der Vena subclavia unmittelbar distal der kostoklavikulären Enge bei

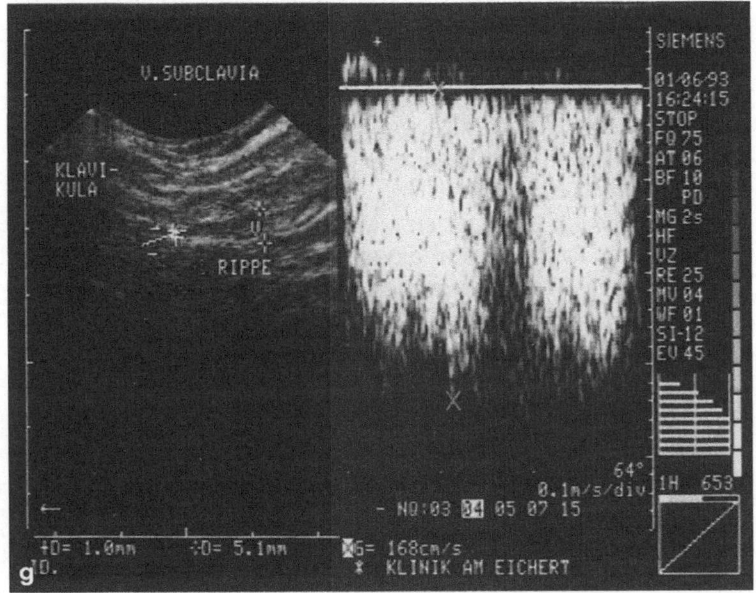

Abb. 66. g V. subclavia bei Abduktion des Armes

terie; der Verlauf der V. subclavia ventral des M. scalenus anterior bezieht diese in die Enge nicht mit ein.

Kostoklavikuläres Syndrom. Durch eine Kompression im Bereich der Durchtrittstelle zwischen Klavikula und 1. Rippe ist bei Schwächung der Schultermuskulatur, Rippenkallus oder Exostosen, v.a. der Klavikula, vorzugsweise die V. subclavia betroffen (Abb. 66a). Die A. subclavia und der Plexus brachialis sind seltener kompressionsgeschädigt.

Hyperabduktionssyndrom. Hierbei dominiert eine mechanische Nervenschädigung durch Kompression des Gefäßnervenstrangs unter der Sehne des M. pectoralis minor bzw. Processus coracoideus bei Abduktion und Elevation des Armes.

Eine 17jährige Patientin klagt über eine Armschwellung rechts mit livider Verfärbung von Hand und Unterarm, bestehend seit 1 Woche. Anamnestisch bestand rezidivierend eine passagere und nur diskret ausgeprägte Armschwellung.

Als Ursache findet sich sonographisch ein kurzstreckiger Thrombus in der Vena subclavia unmittelbar distal vor der kostoklavikulären Enge.

Abb. 66 b zeigt den kurzstreckigen Thrombus zwischen Clavicula und 1. Rippe. Distal davon ist die Vena subclavia offen. Duplexsonographisch zeigt das Dopplerfrequenzspektrum in der distalen Vena subclavia und der Vena axillaris (Abb. 66 c) das Bild einer Abflußstörung (kontinuierliches, nicht atemabhängiges und nicht cardial moduliertes Flußsignal). Proximal der Clavicula ist die Vena subclavia offen und zeigt bei der Untersuchung von supraclaviculär einen unauffälligen atemabhängigen und cardial modulierten Fluß (Abb. 66 d).

Nach drei Lysezyklen mit Streptokinase ultrahoch kam es zu einer Rekanalisation der Vena subclavia und der Verdacht eines kostoklavikulären Kompressionssyndromes als Ursache der Thrombose ließ sich in der duplexsonographischen Untersuchung bestätigen. Die Untersuchung zeigt bei liegender Patientin und mit entspannter Lage des Armes ein unauffälliges, atemabhängiges und cardial moduliertes Dopplerfrequenzspektrum (Abb. 66 e).

Bei Hyperabduktion erweitert sich die Vene distal der kostoklavikulären Enge (Abb. 66 f). Bei Untersuchung von der Mohrenheim-Grube aus kommt neben der erweiterten Vena subclavia und Vena axillaris die Vena cephalica als Kollaterale (KOL) zur Darstellung. Der Umgehungskreislauf geht dann über subcutane Äste und Rr. pectorales der Vena cephalica zum Abflußgebiet der Vena cava superior. Unmittelbar distal der kostoklavikulären Enge ließ sich kein Strömungssignal mehr nachweisen als Zeichen eines kompressionsbedingten Verschlusses der Vena subclavia. Im erweiterten Venenlumen sind die Venenklappen (KL) abgebildet.

Der Durchtritt der Vene durch die kostoklavikuläre Enge zwischen Clavicula (CL) und 1. Rippe (R) läßt sich wegen knochenbedingter Schallauslöschung selten darstellen und ist nur möglich, wenn bei sehr schlanken Patienten eine tangential gerichtete Beschallung möglich ist. Dann läßt sich bei zunehmender Abduktion des Armes in der kostoklavikulären Enge ein hochfrequentes kontinuierliches Stenosesignal (Abb. 66g, Fall einer 29jährigen Patientin mit kostoklavikulärem Kompressionssyndrom) eventuell bis zum kompletten Verschluß der Vena subclavia nachweisen.

Die Arteria subclavia war wie meist beim kostoklavikulären Syndrom nicht komprimiert und zeigte duplexsonographisch ein dreiphasiges Flußsignal.

Normalerweise hebt der Tonus der Schultermuskulatur die Clavicula vom Gefäßnervenstrang ab. Beschwerden werden erst verursacht wenn z. B. durch Hypotonie der Schultergürtelmuskulatur bei Abduktion des Armes die Clavicula bei ihrer Rotation über die Distanz von 2 cm über die 1. Rippe nach hinten zu einer Einengung des Gefäßnervenstranges führt. Die Ätiologie ist sehr komplex und fast nie auf eine einzelne Ursache zurückzuführen.

Nach Resektion der 1. Rippe war die Patientin beschwerdefrei; sonographisch ließ sich keine Kompression der V. subclavia mehr nachweisen.

Auch eine tumorbedingte obere Einflußstauung zeigt bei erweiterter, aber komprimierbarer Vene ein reduziertes, weder atemabhängiges noch kardial moduliertes Flußsignal im Dopplerspektrum.

Jugularvenenstauung

Die Abb. 67 zeigt die aufgestaute nichtthrombosierte V. jugularis bei einem Patienten mit einem Mediastinaltumor. Das Spektrum zeigt einen nicht kardial modulierten Blutfluß mit reduzierter Blutströmungsgeschwindigkeit. Die Vene ist aufgeweitet.

Jugularvenenthrombose

Eine V.-jugularis-interna-Thrombose verläuft meist klinisch stumm und zeigt oft erst dann Symptome, wenn beide Seiten betroffen sind.

In Abb. 68a ist eine ältere okkludierende Thrombose der V. jugularis interna links dargestellt. Sie läßt sich nicht komprimieren und zeigt duplexsonographisch auch keine Strömungssignale (Abb. 68b). Die rechte V. jugularis interna ist proximal

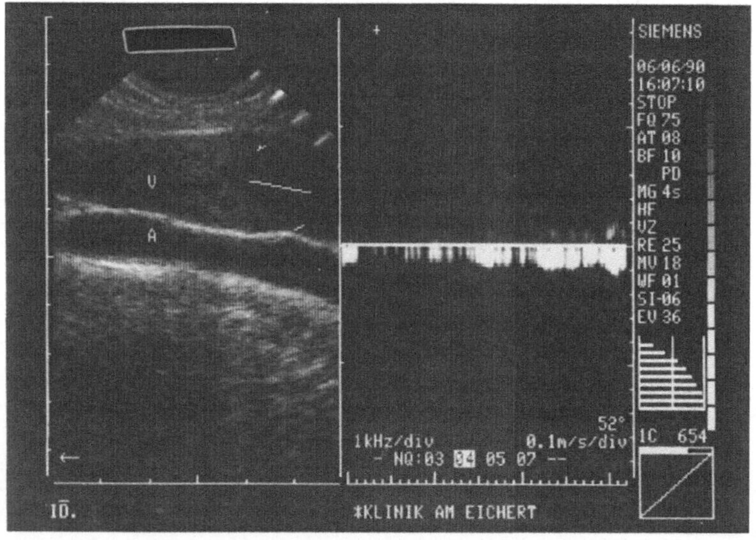

Abb. 67. V. jugularis bei venöser Einflußstauung

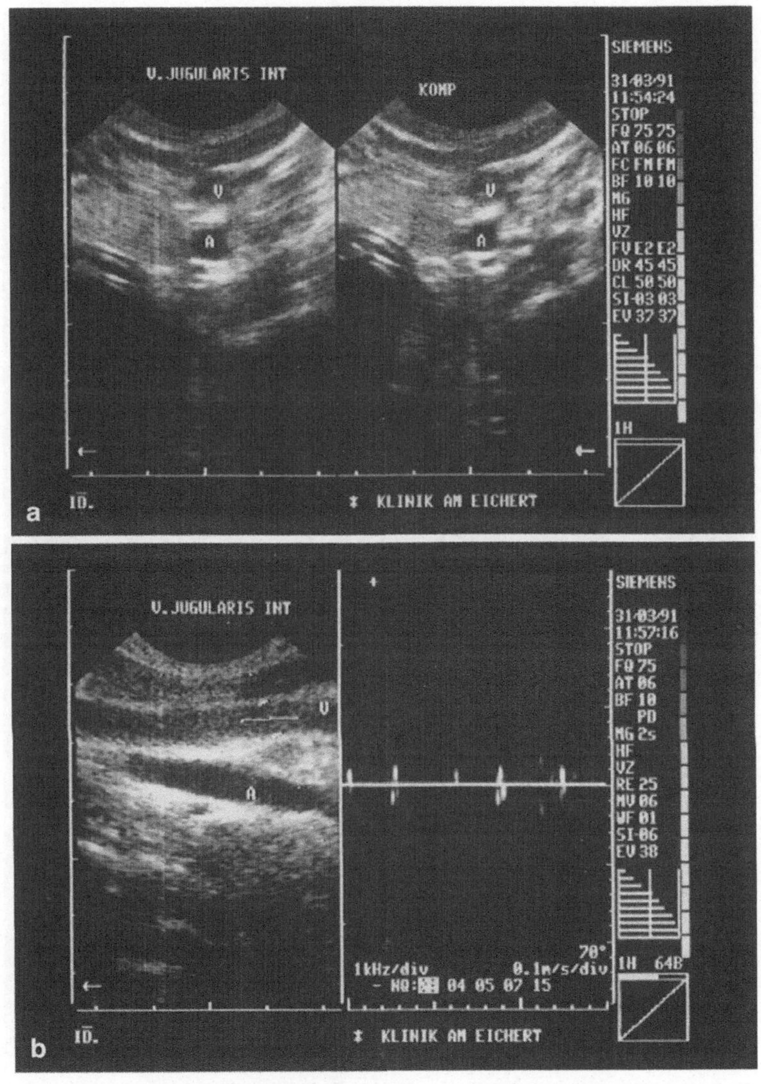

Abb. 68. a Thrombose in V. jugularis interna;
b Nullfluß in V. jugularis interna mit älterer Thrombose

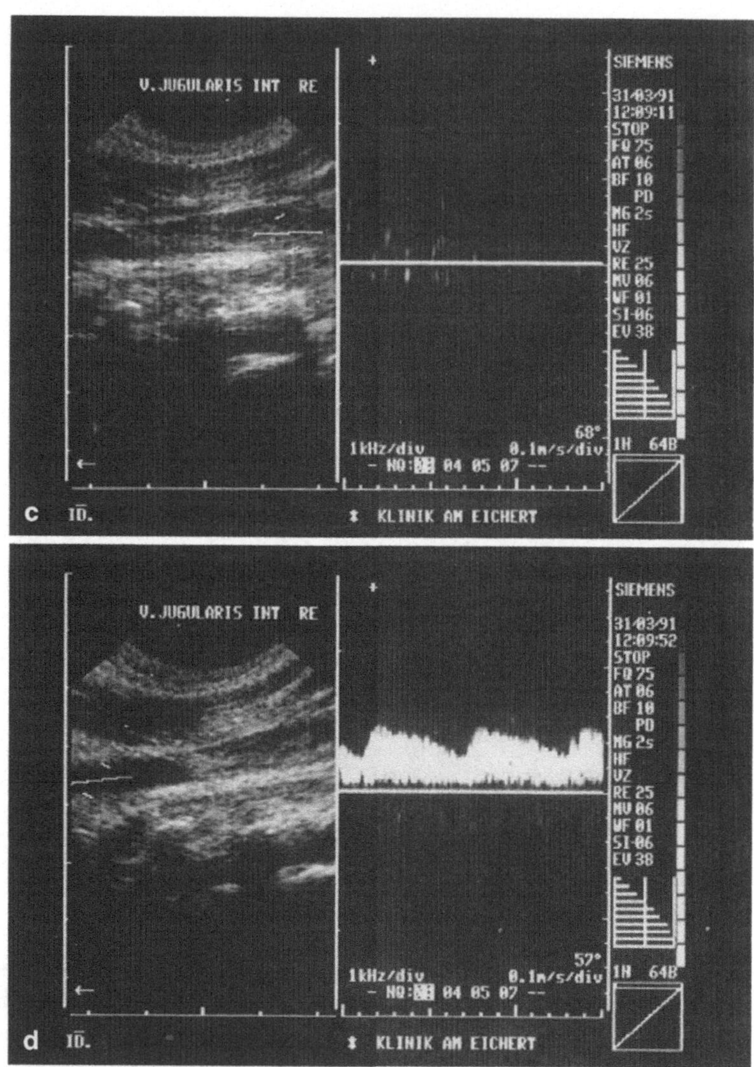

Abb. 68. c Dopplerfrequenzspektrum aus proximal thrombosierter V. jugularis interna, proximal abgeleitet; *d* Dopplerfrequenzspektrum bei proximal thrombosierter V. jugularis interna, distal abgeleitet

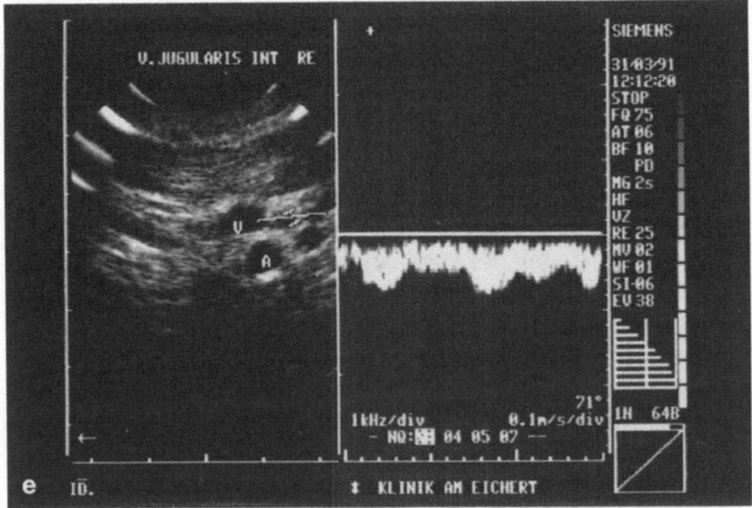

Abb. 68. e Abgang einer Kollateralen aus der V. jugularis interna

ebenfalls thrombosiert (in Abb. 68 c zeigt die V. jugularis interna rechts proximal kein Strömungssignal). Etwas weiter distal in der V. jugularis interna läßt sich ein Strömungssignal nachweisen (Abb. 68 d). Das Thrombusende des echoarmen Thrombus ist in Abb. 68 d ebenfalls dargestellt. Etwas distal des Thrombusendes läßt sich eine Kollaterale zu oberflächlichen Halsgefäßen duplexsonographisch nachweisen. Die Flußrichtung ist in Abb. 68 e von der V. jugularis interna weggerichtet.

Vor dem Legen eines Jugulariskatheters kann die sonographische Darstellung das rasche Auffinden der Vene erleichtern. Um Fehlpunktionen zu vermeiden, ist der sonographische Ausschluß einer, wenn auch seltenen, Jugularvenenthrombose empfehlenswert.

Postthrombotisches Syndrom

B-bildsonographisch weist eine relativ schmallumige Vene und eine Venenwandrigidität beim Kompressionstest auf eine rekanalisierte Vene nach Thrombose hin. Manchmal lassen sich noch echoreiche wandständige Auflagerungen darstellen.

Der im postthrombotischen Syndrom dopplersonographisch darstellbare Strömungscharakter und die Flußgeschwindigkeit sind vom Grad der Rekanalisation abhängig. Dabei sind vom Nullfluß bei persistierender Thrombosierung über ein nicht atemabhängiges Strömungssignal bei nur geringer Lumeneröffnung mit noch deutlichen wandständigen Thromben (Stenosesignal) bis zum unauffälligen atemabhängigen Strömungssignal alle Varianten darstellbar. Wichtig ist der Nachweis von Refluxphänomenen im Valsalva-Versuch oder im Kompressions-/Dekompressions-Test, bedingt durch die postthrombotische Klappenschädigung (Abb. 69).

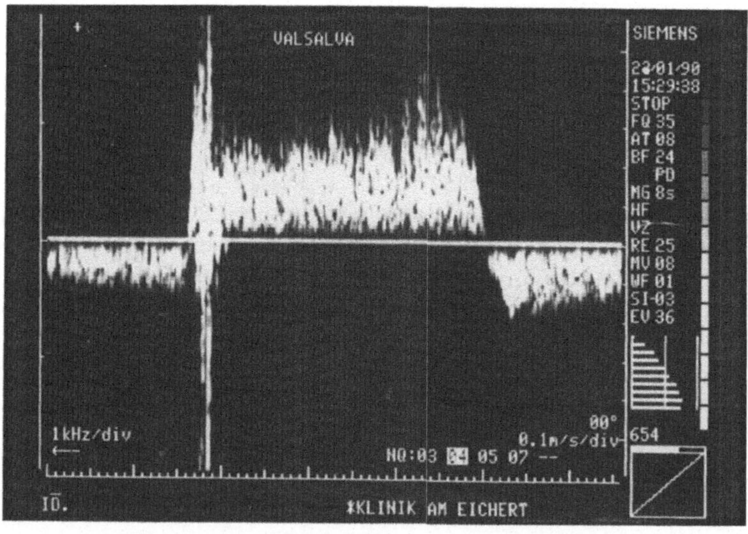

Abb. 69. Valsalva-Versuch bei Klappeninsuffizienz

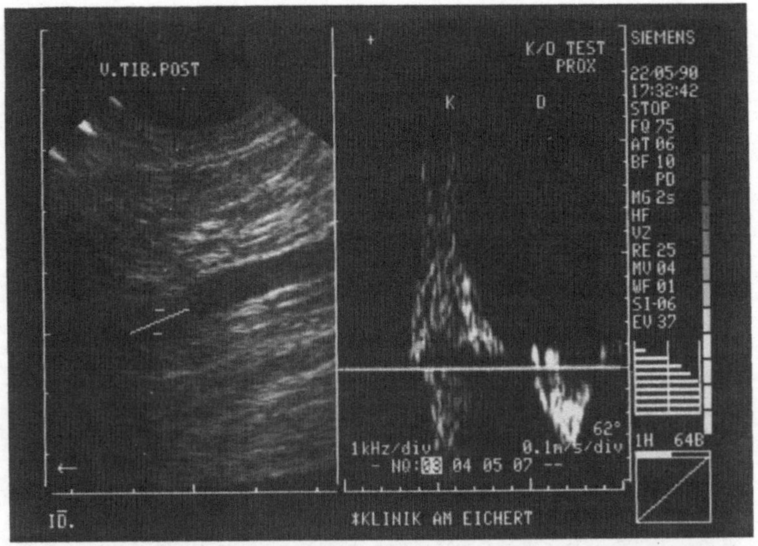

Abb. 70. V. tibialis posterior, chronisch venöse Insuffizienz

Vom postthrombotischen Syndrom muß die primäre chronisch-venöse Insuffizienz bei Reflux im Valsalva-Versuch oder Kompressions-/Dekompressions-Test unterschieden werden. Die tiefen Beinvenen sind dabei dilatiert wie die Abb. 70 exemplarisch bei der V. tibialis posterior darstellt. Die Venenwände sind zart, ohne Auflagerungen und leicht komprimierbar.

Bei ausgeprägter Insuffizienz aller Venenklappen proximal des Schallkopfes kann bereits eine tiefe abdominelle Inspiration zum Reflux und bei rhythmischer Inspiration und Exspiration zum Pendelfluß führen.

Eine im B-Bild sonographisch kaum auffindbare V. femoralis, wobei die A. femoralis als Leitstruktur dient, deutet auf eine alte, organisierte oder auch partiell rekanalisierte Thrombose hin. Nach einer Dreietagenthrombose ist das tiefe Beinvenensystem bei einer Kontrolle nach 4 Jahren rekanalisiert. Die V.

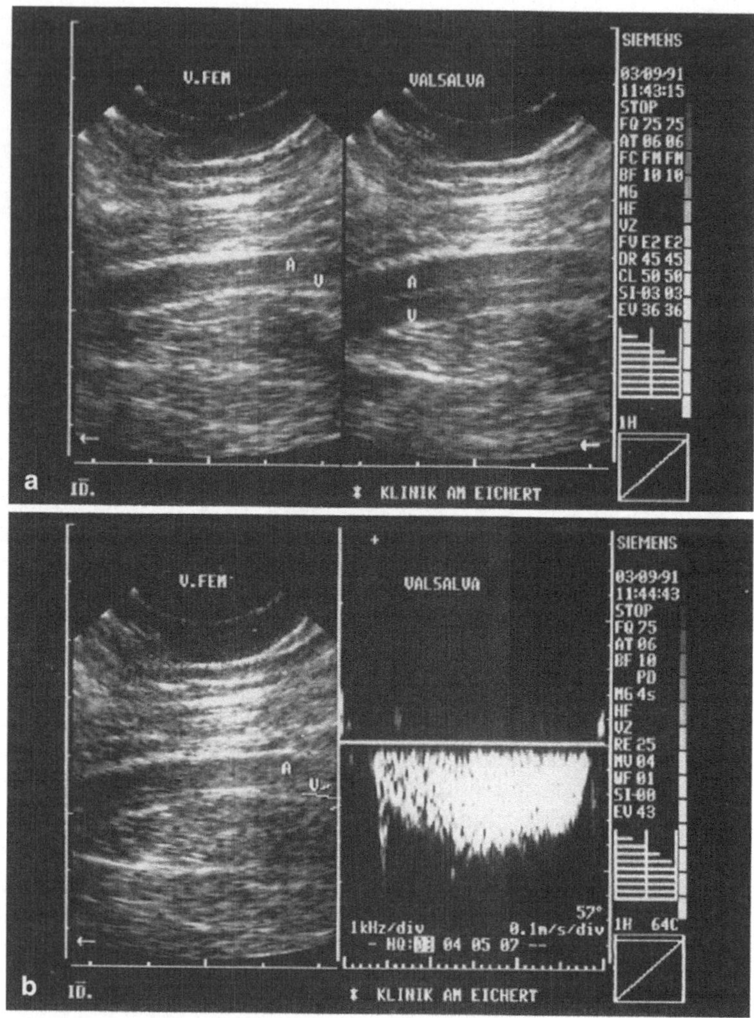

Abb. 71. *a* V. femoralis superficialis, postthrombotisches Syndrom; *rechts* B-Bild im Valsalva-Versuch; *b* chronisch venöse Insuffizienz, Dopplerfrequenzspektrum in V. femoralis im Valsalva-Versuch

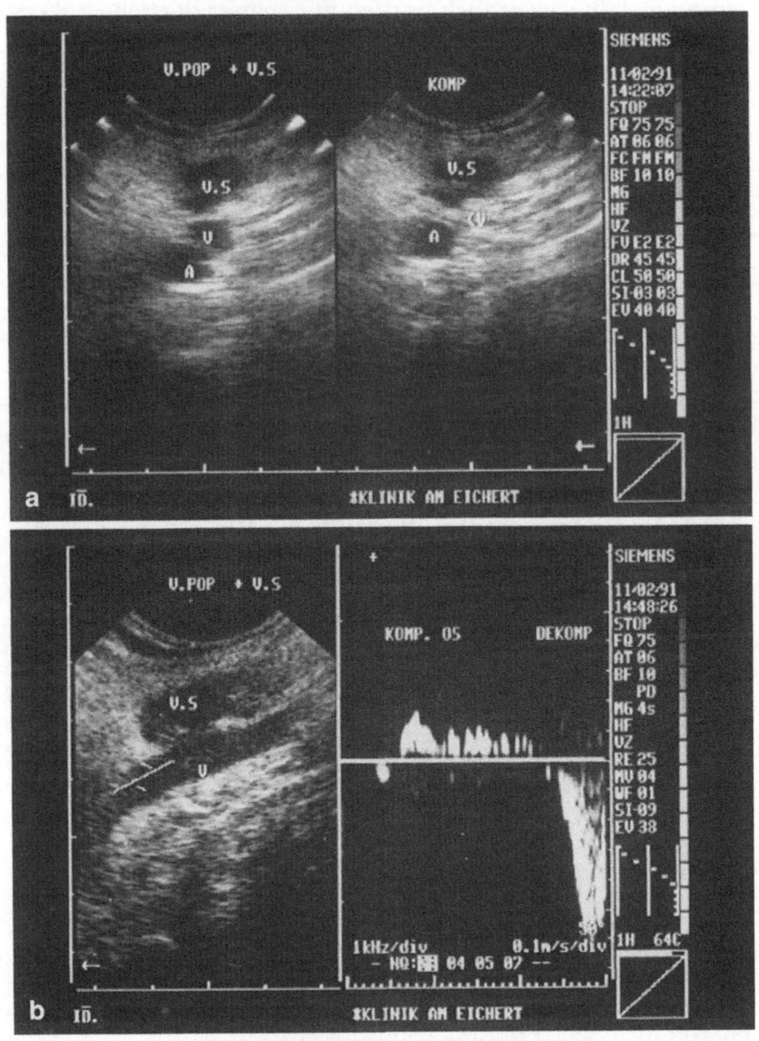

Abb. 72. *a* Rekanalisierte V. poplitea;
b Klappeninsuffizienz in rekanalisierter V. poplitea

femoralis läßt sich jedoch partiell nur schwer darstellen, da sie nur ein geringes Lumen zeigt. Erst im Valsalva-Versuch weitet sie sich auf und wird darstellbar (Abb. 71a).

Die Venenklappen sind in der V. femoralis und V. poplitea insuffizient, was die Ableitung des Dopplerfrequenzspektrums über der distalen V. femoralis (Abb. 71b) und der V. poplitea im Valsalva-Versuch in Form eines anhaltenden Rückstroms zeigt (retrograde Strömung von proximal nach distal, im Beispiel vom Schallkopf weg).

Zwei Monate nach einer Thrombose der Unterschenkelvenen, V. poplitea und distalen V. femoralis bis zur Mitte des Oberschenkels kam es unter konservativer Therapie mit Antikoagulation und Kompression zu einer vollkommenen Rekanalisierung. Im Kompressionstest (Abb. 72a) ist die V. poplitea (V) vollständig komprimierbar, die V. saphena parva (V.S.) ist weiter thrombosiert. Der Rückfluß in der V. poplitea bei Kompression am Oberschenkel illustriert die Venenklappeninsuffizienz (Abb. 72b). Die V. saphena parva ist in ihrem Mündungsbereich dargestellt und thrombosiert. Im Valsalva-Versuch kommt es zu keinem nennenswerten Rückstrom, da die Venenklappen der proximalen V. femoralis intakt sind. Der Rückstrom in der V. fibularis (Abb. 72c) bei manueller Kompression der V. poplitea zeigt exemplarisch die Klappeninsuffizienz bis in die Unterschenkelvenen hinein. Überlagert dargestellt ist das ebenfalls auf den Schallkopf zugerichtete Strömungssignal der A. fibularis.

Varicosis

Die V. saphena magna ist in Abb. 73 im Mündungsbereich dargestellt. Im Valsalva-Versuch weitet sich die Vene auf, und die Unfähigkeit der Mündungsklappe (VK) zum Klappenschluß läßt sich im B-Bild darstellen (Abb. 73).

Bei Ableitung des Flußspektrums 2 cm unterhalb der Mündung der V. saphena magna zeigt sich im Valsalva-Versuch ein Rückfluß (Flußrichtung auf den Schallkopf zu). Bei manueller

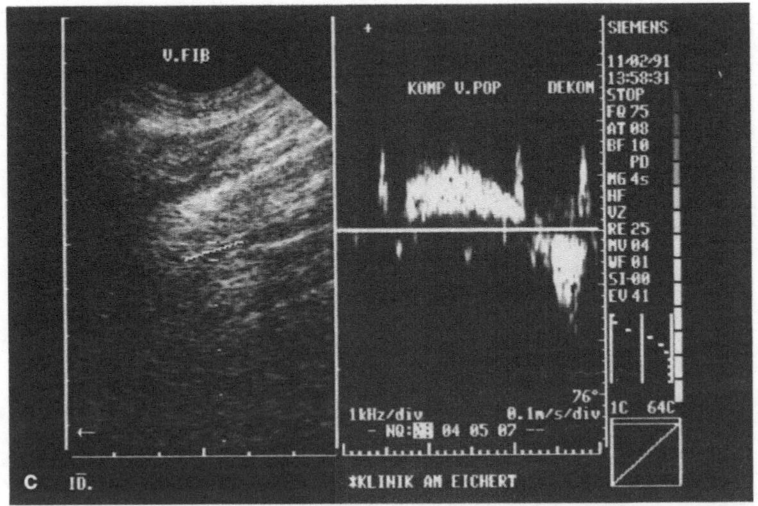

Abb. 72. c Klappeninsuffizienz bei rekanalisierter V. fibularis

Kompression oberhalb der Leiste tritt ebenfalls ein Rückflußphänomen auf.

Der retrograde Fluß im Valsalva-Versuch kann je nach Ausprägung der V. saphena-magna-Stammvaricosis auch bis in den distalen Oberschenkel (Abb. 74a und b) und proximalen Unterschenkel verfolgt werden.

Der K-/D-Test zeigt beim Plazieren des Schallkopfes am distalen Oberschenkel einen Rückfluß (auf den Schallkopf zu) bei Kompression über der V. saphena magna proximal des Schallkopfes als Ausdruck der Klappeninsuffizienz im Verlauf der V. saphena magna. Beim Lösen einer Kompression distal des Schallkopfes nach vorausgegangener Kompression ebenfalls Rückstrom (auf den Schallkopf zu) (Abb. 75). So können distale insuffiziente Venenklappen bei suffizienter V.-saphena-magna-Mündungsklappe nachgewiesen werden.

Die Untersuchung der V.-saphena-parva-Stamminsuffizienz am liegenden Patienten wird in Bauchlage durchgeführt. Nach

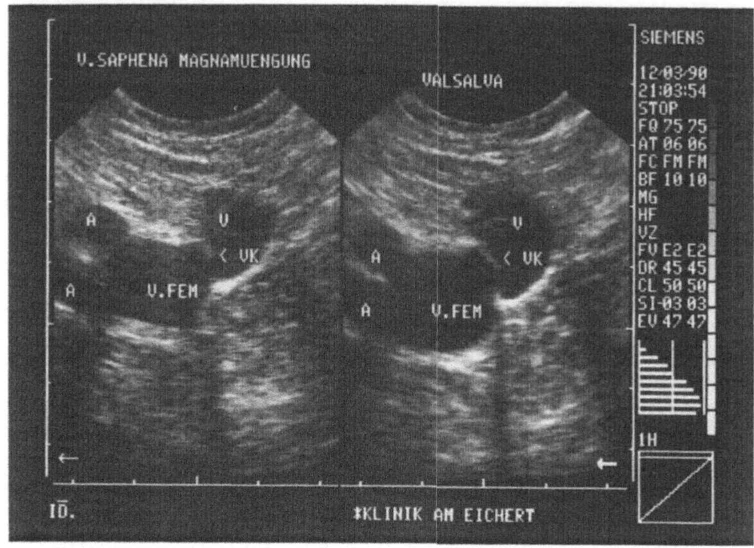

Abb. 73. Mündungsklappeninsuffizienz der V. saphena magna

Identifizieren der V.-saphena-parva-Mündung und Positionieren des „sample volume" kann bei einer insuffizienten Mündungsklappe bei Kompression über dem distalen Oberschenkel ein Rückstrom in der V. saphena parva ausgelöst werden (Abb. 76a und b). Bei Untersuchung am stehenden Patienten wird ebenfalls nach Positionieren des „sample volume" in der im B-Bild dargestellten proximalen V. saphena parva distal am Unterschenkel die Vene komprimiert und bei Dekompression ein Reflux beobachtet (analog zur Darstellung in Abb. 75 am Beispiel der V. saphena magna).

Beim Plazieren der Sonde über dem „blow out" einer Perforansvene kommt es beim Zehenstand zu einem Blutfluß auf die

Abb. 74a, b. V. saphena magna Stammvaricosis
a Schema; *b* Rückstrom im Valsalva-Versuch

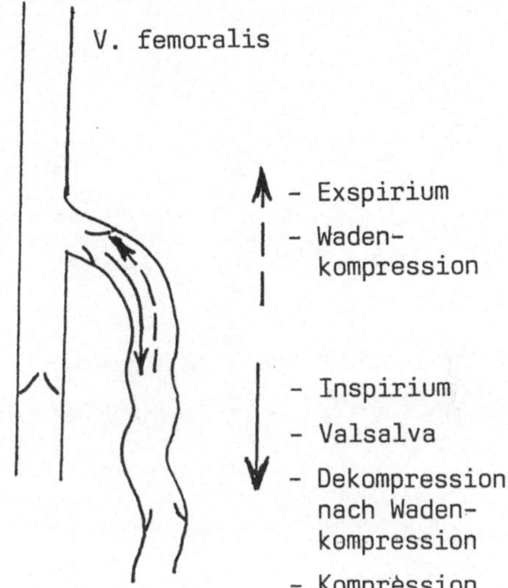

V. saphena magna mit Klappen-
insuffizienz
V. femoralis
↑ - Exspirium
| - Waden-
    kompression
↓ - Inspirium
  - Valsalva
  - Dekompression
    nach Waden-
    kompression
  - Kompression
    proximal der
    Sonde
V. saphena magna
a

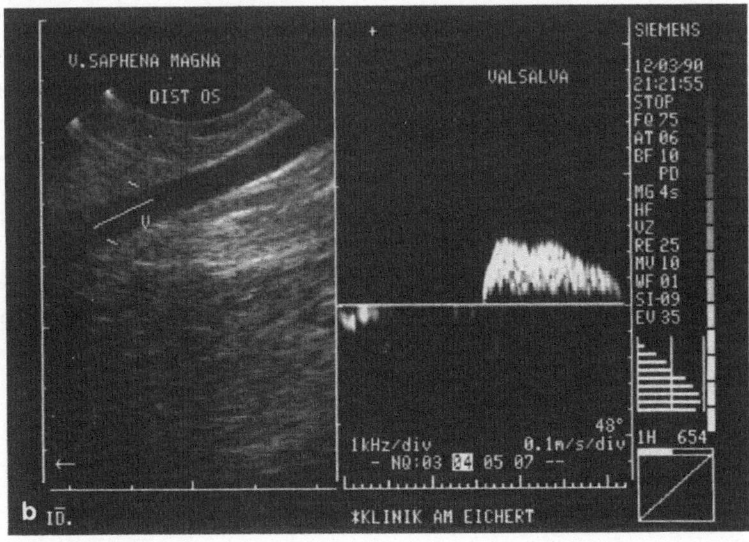

V.SAPHENA MAGNA
DIST OS
VALSALVA
SIEMENS
12/03/90
21:21:55
STOP
FQ 75
AT 06
BF 10
PD
MG 4s
HF
VZ
RE 25
MV 10
WF 01
SI-09
EV 35
48°
1kHz/div   0.1m/s/div
- NQ:03 04 05 07 --
1H 654
b ID.
*KLINIK AM EICHERT

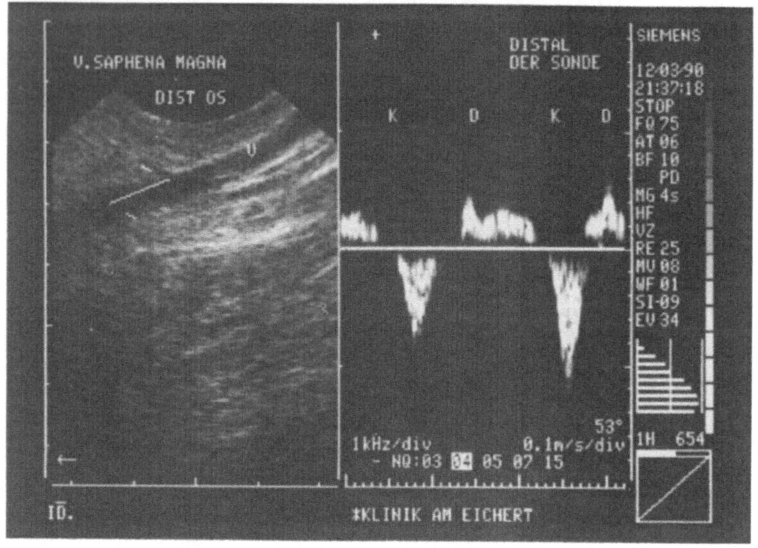

Abb. 75. Kompressions-/Dekompressions-Test in variköser V. saphena magna

Sonde zu und nach dem Zehenstand zu einem Rückfluß in das tiefe System. Danach erneuter geringer Blutfluß ins oberflächliche System. Bei Kompression proximal der insuffizienten Perforansvene kommt es zu einem Blutfluß auf den Schallkopf zu, beim Lösen der Kompression vom Schallkopf weg ins tiefe Beinvenensystem (Abb. 77a und b). Das „sample volume" liegt in der axial zum Schallkopf verlaufenden insuffizienten Perforansvene. Darunter läuft längs die V. tibialis posterior. Der Venenfluß von oberflächlichen Venen wird durch Tourniquets ausgeschaltet.

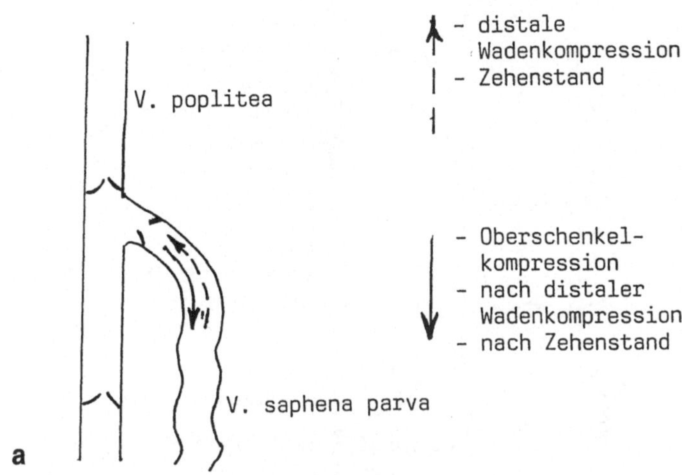

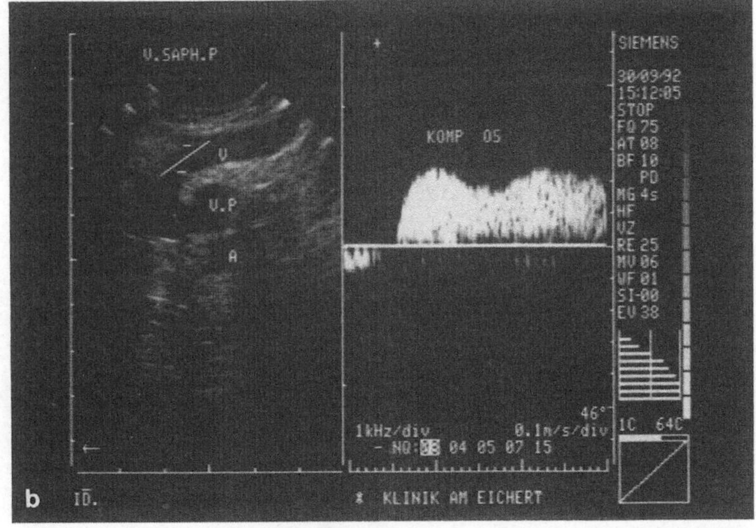

Abb. 76a, b. V. saphena parva mit Klappeninsuffizienz; *a* Schema, *b* Kompressions-/Dekompressions-Test

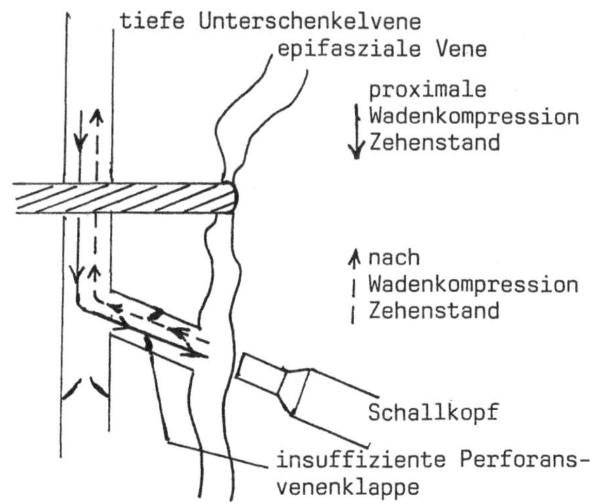

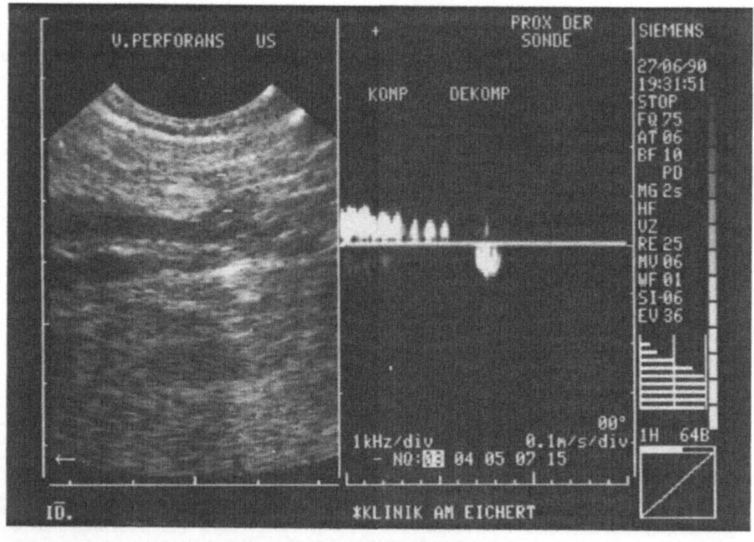

Abb 77a, b. Insuffiziente Perforansvene; *a* Schema, *b* Kompressions-/Dekompressions-Test

Venenaneurysma

Bei einer Lungenembolie ist als Streuquelle auch an das seltene partiell thrombosierte Venenaneurysma zu denken. Für Venenaneurysmen ist die V. poplitea Prädilektionsort. In der Literatur wurden insgesamt jedoch nur 35 Fälle von Poplitealvenenaneurysmen beschrieben. Sie fallen meist erst in der Abklärung einer Lungenembolie auf.

Eine eigene Studie ergab bei 2180 duplexsonographischen Untersuchungen der tiefen Beinvenen, die wegen klinischem Verdacht einer tiefen Beinvenenthrombose oder einer Lungenembolie durchgeführt wurden, 6 Fälle eines Venenaneurysmas der V. poplitea. In 2 Fällen davon handelte es sich um ein sakkuläres, wandständig partiell thrombosiertes Venenaneurysma, das als Streuquelle für rezidivierende Lungenembolien verantwortlich war.

Zum Nachweis war bisher die Phlebographie die Methode der Wahl. Bei Venenaneurysmen kann jedoch phlebographisch die Darstellung von Ausdehnung und von wandständigen Thromben, vor allem in der Nähe von Venenzusammenflüssen, Schwierigkeiten bereiten. Aussagen darüber sind jedoch für das therapeutische Procedere (operative Resektion mit Veneninterponat, Venenligatur proximal des Aneurysmas oder konservative Therapie mit Antikoagulation und Kompressionstherapie) wichtig. Folgende Beispiele zeigen, daß sich duplexsonographisch darüber genaue Angaben machen lassen.

Bei einer 58jährigen Patientin mit szintigraphisch nachgewiesener Lungenembolie bestand duplexsonographisch ein sakkuläres Venenaneurysma der V. poplitea, das bis in den Mündungsbereich der V. suralis hineinreichte, wobei der aneurysmatische Anteil in der V. poplitea wandständig bis auf das Normallumen thrombosiert war (in Abb. 78a ist im thrombosierten Anteil des Poplitealvenenaneurysmas auch bei Kompression der Wade („A-sound") kein Strömungssignal ableitbar). Wegen der wandständigen Thrombosierung kommt der aneurysmatische Anteil der V. poplitea in der Phlebographie nicht zur Darstellung und erscheint dadurch nur als Aneurysma einer zufüh-

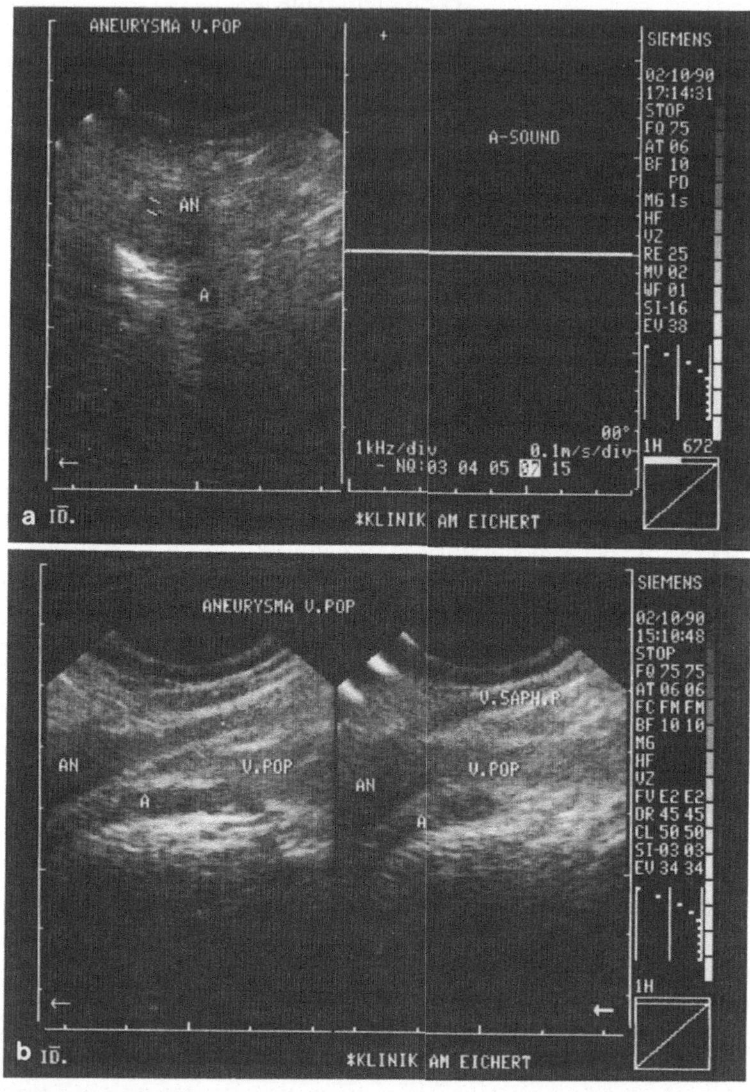

Abb. 78. *a* Sakkuläres Venenaneurysma mit Thrombus im sakkulären Anteil; *b* Aneurysma in V. poplitea und Mündung der V. suralis

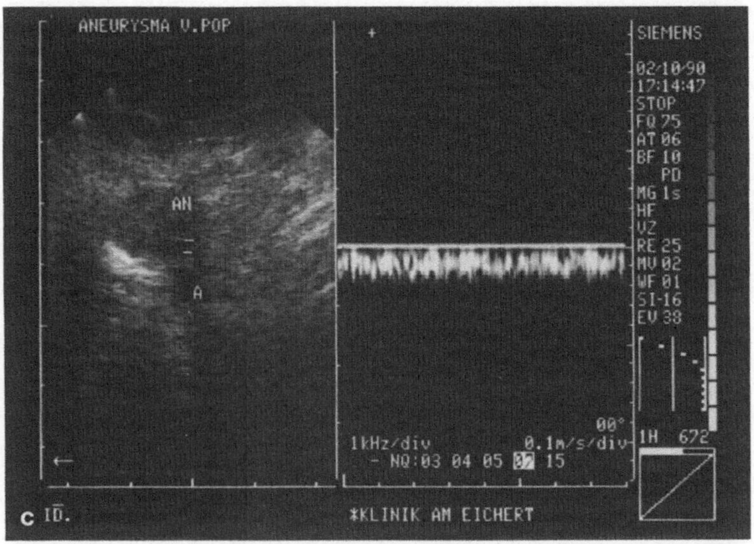

Abb. 78. c Dopplerfrequenzspektrum abgeleitet aus durchflossenem Anteil des Poplitealvenenaneurysmas (Querschnitt)

renden Vene im Mündungsbereich. Durch leichtes Drehen des Schallkopfs (Abb. 78b) kommt man vom ektatischen Anteil der V.-suralis-Mündung (links) in das Aneurysma der V. poplitea (rechts). Abbildung 78c zeigt im Querschnitt ein durchflossenes Restlumen in der V. poplitea. Das „sample volume" liegt im nichtthrombosierten Anteil des Venenaneurysmas, und dopplersonographisch ist ein kontinuierlicher Venenfluß nachweisbar. Der duplexsonographische Befund wurde intraoperativ bestätigt.

Bei einem 45jährigen Patienten mit rezidivierenden Lungenembolien kommt sonographisch und phlebographisch ein sakkuläres Poplitealvenenaneurysma zur Darstellung. Das sakkuläre Aneurysma ist bis auf ein kleines Restlumen thrombosiert (Abb. 79a). Die maximale Aneurysmaausdehnung beträgt im Querschnitt 38 mm. Duplexsonographisch läßt sich der throm-

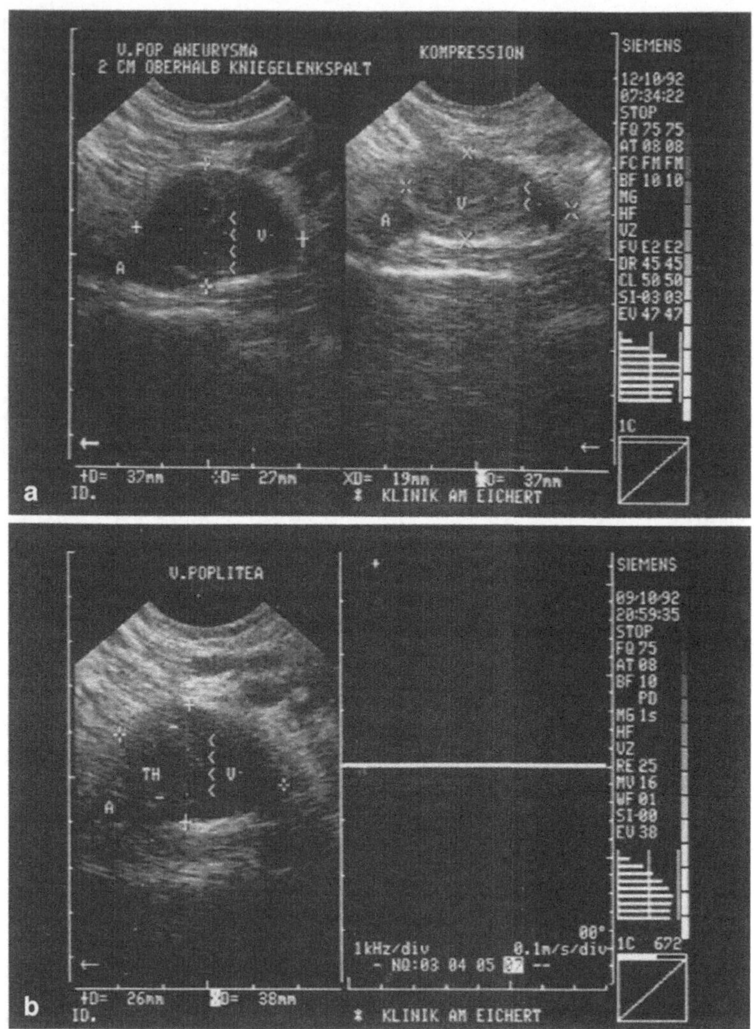

Abb. 79. a Großes sakkuläres Poplitealvenenaneurysma (Querschnitt);
b thrombosierter Anteil des sakkulären Aneurysmas

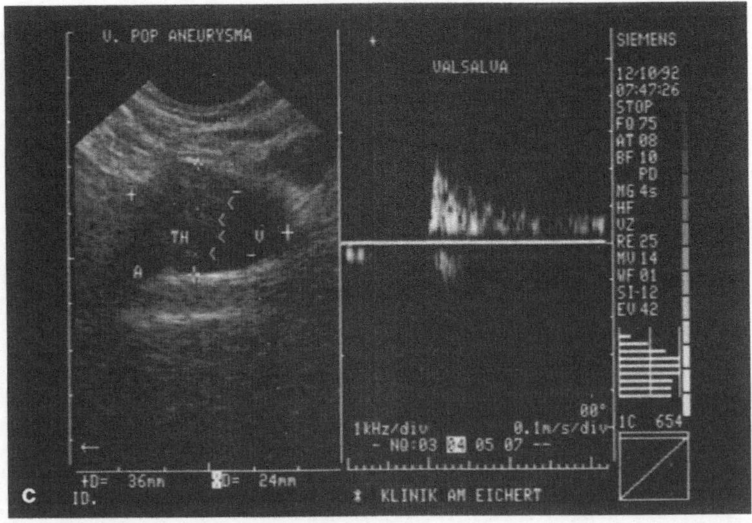

Abb. 79. c Dopplerfrequenzspektrum mit Valsalva-Versuch im durchflossenen Restlumen des Aneurysmas (Querschnitt)

bosierte Anteil (Abb. 79 b) von dem noch offenen Restlumen abgrenzen. Hier ist ein Strömungssignal nachweisbar und im Valsalva-Versuch ein Rückstrom auf Grund der Klappeninsuffizienz (Abb. 79 c). Da der Patient auch eine Klappeninsuffizienz in der V. femoralis und auch der Unterschenkelvenen zeigt, wurde eine Unterbindung der V. femoralis superfacialis zur Vermeidung weiterer Lungenembolien durchgeführt.

Das maximal 28 mm breite spindelförmige Aneurysma wurde bei einer Patientin entdeckt, die über die Neigung zur Wadenschwellung klagte. Bei vollständiger Komprimierbarkeit des Aneurysmas und der V. poplitea auf ganzer Länge (Abb. 80 a) ist auch eine partielle Thrombosierung ausgeschlossen. Die Abb. 80 b zeigt das spindelförmige durchflossene Poplitealvenenaneurysma. Die Schwellneigung kam durch eine Klappeninsuffizienz zustande. In diesem Fall ist ein chirurgisches Vorgehen nicht indiziert und eine Kompressionstherapie ausreichend.

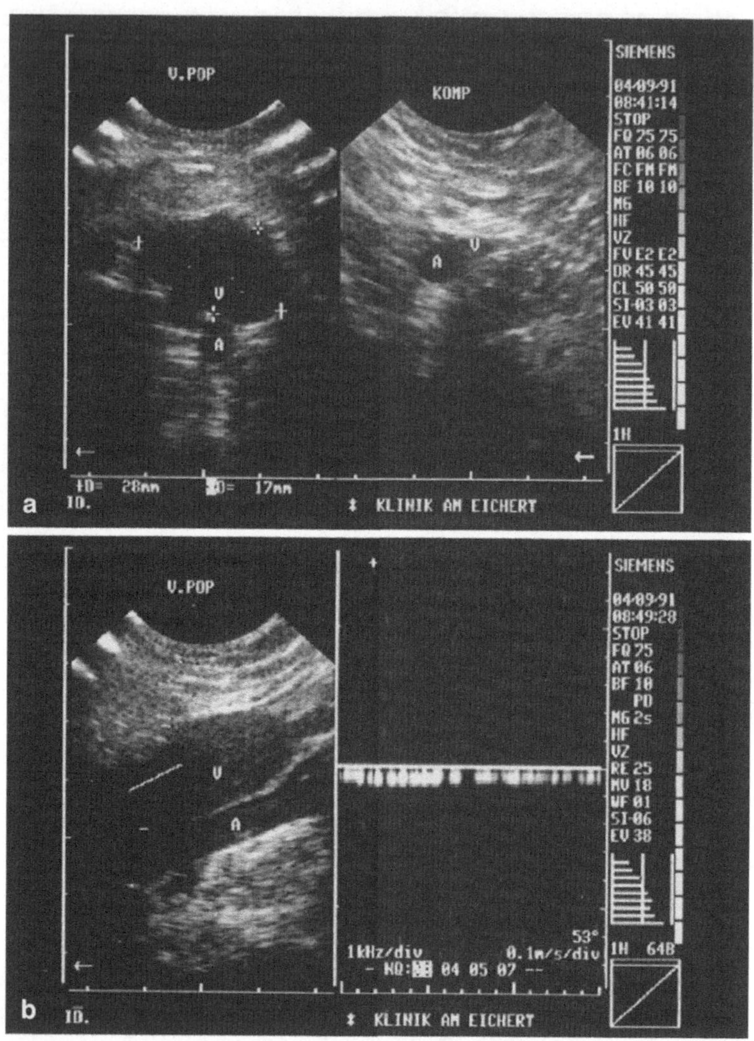

Abb. 80a, b. Spindelförmiges Poplitealvenenaneurysma;
a B-Bild, *b* Dopplerfrequenzspektrum

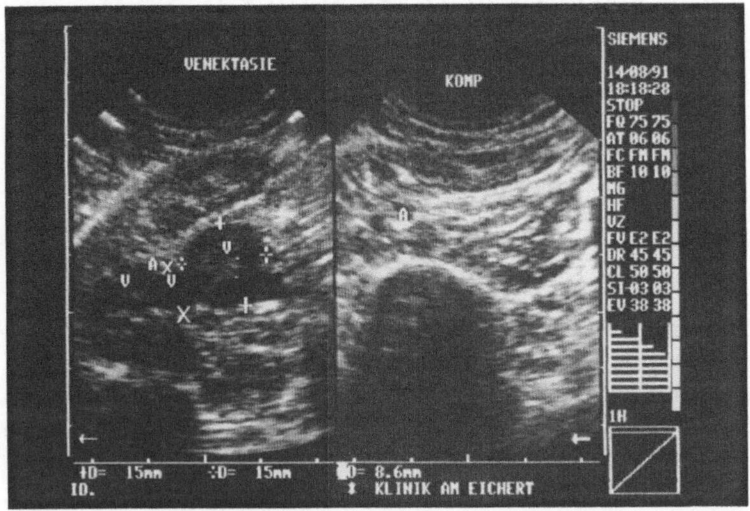

Abb. 81. Ektasien in Unterschenkelvenen

In der sonographischen Verlaufskontrolle war das Venenaneurysma nun über 2 Jahre unverändert, wandständige Thromben konnten nie nachgewiesen werden.

Spindelförmige Ektasien der V. tibialis posterior und von Muskelvenen wurden bei einem 50jährigen Patienten mit nachgewiesenen Lungenembolien sonographisch dargestellt. Zum Zeitpunkt der Untersuchung waren in den ektatischen Venen (Durchmesser bis ca. 2 cm) keine Thromben nachweisbar. In Abb. 81 ist rechts unter Kompression nur das Lumen der Arterie erkennbar, die Venen sind vollständig komprimierbar.

UNTERSUCHUNGSERGEBNISSE UND BEWERTUNG

Becken und Beinvenenthrombosen inklusive Unterschenkelvenenthrombosen lassen sich mit der Duplexsonographie bei entsprechender Geräteausstattung mit hochfrequenten Schallköpfen sicher diagnostizieren. Gegenüber der phlebographischen Kontrolluntersuchung als bisherigem Goldstandard zeigt die eigene Studie bei einem Kollektiv von 125 Patienten (72 weiblich, 53 männlich; mittleres Alter $55 \pm 18,5$ Jahre) mit 131 wegen klinischem Verdacht auf eine Thrombose untersuchten Beinen (73 Beine hatten in der phlebographischen Kontrolle eine Thrombose) eine Sensitivität der duplexsonographischen Untersuchung von 97% und eine Spezifität von 98%. Fehlerquellen bieten sich nur am distalen Unterschenkel und im mittleren Drittel der V. iliaca. Ähnliche Untersuchungsergebnisse liefern auch andere Autoren (s. Tabelle 1).

Vorteile der Duplexsonographie sind die vergleichsweise kurze Untersuchungszeit, die beliebige Wiederholbarkeit und die relativ preiswerte Methode. Für einen geübten Untersucher ist ein Zeitaufwand von 5–10 min pro Bein zur Klärung der Frage einer frischen tiefen Beinvenenthrombose ausreichend. Durch Funktionstests ist die Abklärung eines postthrombotischen Syndroms etwas zeitaufwendiger. Bei Schwangeren, Jugendlichen und Patienten mit Kontrastmittelallergie ist die Sonographie wegen der fehlenden Strahlenbelastung und Kontrastmittelexposition in jedem Fall die Methode der Wahl.

Tabelle 1. Phlebographisch kontrollierte Studien zum Stellenwert der Sonographie bei tiefer Beinvenenthrombose[1]

Untersucher	Patienten [n]	Sensitivität [%]	Spezifität [%]
Methode: B-Bildsonographie (Kompressionssonographie)			
Aitken, Godden (1987)	46	94	100
Appelmann et al. (1987)	112	96	97
Cronan et al. (1987)	51	89	100
Dauzat et al. (1986)	145	94	100
Gaitini et al. (1988)	45	87	91
Habscheid W. (1989)	104	94	97
Hobson et al. (1990)	209	99	100
Raghavendra et al. (1984)	20	100	100
Sullivan et al. (1984)	30	94	100
Vogel et al. (1987)	54	91	100
Elias et al. (1987)	854	98	95
Methode: Duplexsonographie			
Vogel et al. (1987)	54	100	100
Stapff et al. (1989)	60	98	100
Börner et al. (1987)	26	89	94
Schäberle W. (1991)	125	97	98
Betzl et al. (1990)	66	97	72
Methode: farbkodierte Duplexsonogrpahie			
Foley et al. (1989)	47	89	100
Lederer et al. (1989)	67	100	100
Fürst et al. (1989)	102	95	99
Langholz, Heidrich (1990)	76	95	94
Fobbe et al. (1990)	103	96	97

[1] In der Bewertung der Ergebnisse ist allerdings zu berücksichtigen, daß einige Autoren (v. a. bei Kompressionssonographie) die Unterschenkelvenen nicht in die Studie miteinbezogen haben. In der eigenen Untersuchung wurden die Unterschenkelvenen miteinbezogen.

Die Sonographie kann Hinweise für die Ursache einer Thrombose, wie z.B. Tumoren im Beckenbereich, geben. Gleichzeitig kann die für die Tumorchirurgie wichtige Frage einer Gefäßinfiltration beantwortet werden.

Thrombusausdehnung und Thrombuslokalisation lassen sich sehr genau bestimmen. So kann auch dargestellt werden, ob ein Thrombus sich in einer Unterschenkelmuskelvene oder einer Leitvene befindet, oder ob in die V. femoralis hineinragende Thrombuszapfen aus der V. saphena magna oder der V. profunda femoris stammen. Die proximale V. profunda femoris kommt als Quelle einer Lungenembolie in Betracht, vor allem wenn sich in die V. femoralis communis hineinreichende Appositionsthromben ablösten. Phlebographisch ist die V. profunda femoris wegen fehlender Darstellung nicht beurteilbar. Duplexsonographisch lassen sich der Mündungsbereich der V. profunda femoris und die ersten 4–8 cm zuverlässig darstellen. Vorteile zeigen sich auch bei paarig verlaufender V. femoralis mit okkludierender Thrombosierung einer der beiden Venen.

Selbst bei wegen schlechter Schallbedingungen nur teilweise einsehbarer V. iliaca ist eine okkludierende Thrombose durch Ableitung der entsprechenden pathologischen spontanen und provozierten Dopplersignale über der distalen V. iliaca zuverlässig zu diagnostizieren. Es sollte aber immer versucht werden, die V.-iliaca-interna-Mündung darzustellen, um flottierende Thrombuszapfen in diesem Bereich nicht zu übersehen. Bei schlechten Schallbedingungen und Luftüberlagerung (Darm) stößt die Sonographie hier jedoch an ihre Grenzen.

Durch die Umgebungsbeurteilung der Gefäße in der Venendiagnostik erlaubt die Duplexsonographie die differentialdiagnostische Abklärung von venösen Abflußbehinderungen (Tumoren im Becken, Lymphome, Baker-Zyste, Poplitealarterienaneurysma, Kompressionssyndrome).

Ausdehnung und partielle Thrombosierung des seltenen Venenaneurysmas sind mit der Duplexsonographie exakt bestimmbar. Analog zur angiographischen Diagnostik von Arterienaneurysmen ist phlebographisch eine wandständige Thrombosierung und die genaue Ausdehnung des Aneurysmas schwer zu beurteilen. Durch exakte Angaben über partielle Thrombosierung, Aneurysmaform und Aneurysmaausdehung gibt die Sonographie Entscheidungshilfen für die adäquate Therapie.

Auch die Venen der oberen Extremität sind duplexsonographisch gut zugänglich. Neben der Thrombosierung beim Paget-von-Schroetter-Syndrom läßt sich auch eine Einengung der Vene durch Lymphome oder eine Halsrippe darstellen.

Für das therapeutische Vorgehen (Lyse, operatives oder konservatives Vorgehen) ist die möglichst genaue Kenntnis des Thrombosealters wichtig. Klinik und Phlebographie liefern hierzu häufig nur unzureichende Informationen. Die Sonomorphologie thrombosierter venöser Gefäße gibt in vielen Fällen relativ genaue Hinweise auf das Thrombosealter. Relativ frische Thromben zeigen eine eher homogene, echoarme Struktur mit guter Venenwandabgrenzbarkeit und weitem Venenlumen. Bei älteren Thromben mit zunehmender Organisation schrumpft der Gefäßdurchmesser, und der Thrombus zeigt eine inhomogene, „fleckige" Struktur. Die Venenwand wird schlechter abgrenzbar. Beim Versuch der Abschätzung des Thrombusalters muß jedoch zur Vorsicht gemahnt werden. Gelegentlich zeigen auch wenige Tage alte Thromben eine relativ dichte Echogenität und mehrere Wochen alte Thromben ein relativ echoarmes Binnenreflexmuster mit fast echofreien Zonen. Daher müssen immer alle Kriterien zuhilfe gezogen werden, und die Beurteilung der Venenweite und der Wandabgrenzbarkeit sind oft zuverlässigere Kriterien. Die gesamte Klinik sollte bei Altersbestimmung berücksichtigt werden. Die beginnende Rekanalisation (spontan oder unter Lysetherapie) wird durch das Auftreten eines spontanen oder provozierten Strömungssignals im Venenlumen nachgewiesen. Funktionstests (Valsalva-Versuch, Kompressions-/Dekompressionstest) erlauben die Darstellung der Klappeninsuffizienz bei rekanalisierten Thrombosen. Im B-Bild zeigen sich dabei oft Wandunregelmäßigkeiten in der Venenwand mit z.T. echoreicheren Auflagerungen und eine relativ unelastische Venenwand beim Kompressionstest.

Durch den zuverlässigen Nachweis von Klappeninsuffizienzen des tiefen Beinvenensystems, wie auch in der V. saphena magna, der V. saphena parva und den Perforansvenen ist die Duplexsonographie in der Diagnostik der postthrombotischen Syndroms und der primären Varicosis die Untersuchungsmethode der Wahl und in der Frage der Therapie weichenstellend. Duplexsonographisch lassen sich therapeutische Maßnahmen, wie z. B. eine erfolgreiche Sklerosierung von Varizen oder insuffizienten Perforansvenen, überprüfen.

In der Lysetherapie von tiefen Beinvenenthrombosen ist die Duplexsonographie als nichtinvasives und jederzeit wiederholbares Verfahren hervorragend geeignet, den Lyseverlauf zu kontrollieren und den Zeitpunkt des Lyseabbruchs festzulegen. Ebenfalls kann das postoperative Thrombektomieergebnis beurteilt werden, und bei einem Korbhenkelshunt können quantitative Angaben über das Shuntvolumen durch Messung des Blutflusses in der A. femoralis communis proximal des Shunts mit entsprechendem Seitenvergleich gemacht werden.

Die engmaschige sonographische Verlaufsbeobachtung von Spontanverläufen (bzw. unter Heparinisierung und nachfolgender Marcumarisierung) und den Ergebnissen von Lyse und Thrombektomie erlaubt die Beurteilung des derzeitigen therapeutischen Vorgehens und evtl. eine Veränderung der Therapiekonzepte. Die auftretende Klappeninsuffizienz nach lang andauernden Lysen (über 14 Tage), trotz erfolgreicher Rekanalisation jedoch zu einem relativ späten Zeitpunkt, muß eine über 8 Tage dauernde Lyse mit entsprechendem zunehmendem Blutungsrisiko in Frage stellen. Die zunehmende Organisation des Thrombus führt zur Klappenschädigung, und sonographisch lassen sich bei guten Schallbedingungen bei späten Rekanalisationen die in organisierten Thrombusresten fixierten Klappen darstellen. Vergleichende Untersuchungen der Spätergebnisse zwischen Spontanverlauf und Lyse unter Berücksichtigung des Thrombusalters und der Lysedauer sowie der Thromboselokalisation wären wünschenswert, jedoch ist ein entsprechend differenziertes Studiendesign aufwendig.

Isolierte Beckenvenenthrombosen zeigen nach eigenen vorläufigen Ergebnissen eine hohe Spontanrekanalisationsrate. Von 8 konservativ therapierten Thrombosen (Vollheparinisierung und anschließend Marcumarisierung sowie Kompression) zeigten 7 eine vollständige Rekanalisation nach 6 Monaten. Wenn die Thrombose nicht deszendierend in die V. femoralis reicht bzw. dies durch Heparinisierung und Kompressionstherapie verhindert werden kann, ist bei fehlenden Venenklappen in der V. iliaca kein postthrombotisches Syndrom zu erwarten. Dies wird bestätigt durch die guten klinischen Resultate bei konservativ behandelten isolierten Beckenvenenthrombosen.

Bei zunehmender Erfahrung der Untersucher kann die Duplexsonographie die Phlebographie in der Diagnostik der tiefen Beinvenenthrombosen ablösen. Durch gleichzeitige Beurteilbarkeit von Anatomie und Funktion in B-Bild und Doppleruntersuchung können sonographisch in gleicher Untersuchung neben der eigentlichen Venendiagnostik die umgebenden Strukturen beurteilt werden und somit zur Klärung der Beinschwellung beitragen, die zum klinischen Thromboseverdacht führte. In einer Untersuchung mit 109 Fällen von unabhängig voneinander durchgeführten duplexsonographischen und phlebographischen Untersuchungen bei Patienten mit klinischem Verdacht auf eine tiefe Beinvenenthrombose ergab die Phlebographie in 18 Fällen einen unklaren oder falschen Befund oder eine fehlende Erklärung für die Beinschwellung, wobei duplexsonographisch als Ursache z. B. ein arteriovenöser Shunt, eine Kompression durch Tumoren im Becken, Baker-Zysten oder arterielle Aneurysmen gefunden wurde. Die Phlebographie zeigte dreimal einen falsch-negativen Befund (Thrombose der V. profunda femoris, komplette Thrombose einer Vene der gedoppelten V. fibularis, wandständiger Thrombus im Venenaneurysma). In 3 Fällen war der phlebographische Befund falsch-positiv (leeres Phlebogramm bei Kompression der V. poplitea und proximalen Unterschenkelvenen durch eine rupturierte Baker-Zyste und ein großes Aneurysma spurium, Fehlinterpretation von Kontrastmittelaussparung). Intraoperativ oder durch weitere Untersuchungen bestätigte sich der zuvor diagnostizierte duplexsonographische Befund. Die Phlebographie zeigte gegenüber der Duplexsonographie (abgesichert durch weitere Untersuchungen) eine Treffsicherheit von 94,5%.

Aufgrund der fehlenden Invasivität würde sich die Duplexsonographie auch zur Überprüfung funktioneller Parameter in der Überprüfung der Wirksamkeit von Venenpharmaka einsetzen lassen. Andererseits ist für die Diagnostik der chronisch venösen Insuffizienz eine Bestimmung des Durchmessers sinnvoll, ab dem von einer pathologischen Dilatation der Venen auszugehen ist.

Um dazu weitere Aussagen machen zu können, wurden die duplexsonographischen Parameter bei einem gefäßgesunden Kollektiv ermittelt. Bei 30 gefäßgesunden Probanden (18 männlich, 12 weiblich), mittleres Alter 34,7 ± 7,3 Jahre) wurden aus 5 Einzelwerten ein Durchschnittswert an beiden Beinen ermittelt. Die Untersuchung wurde am flachliegenden und 10 Grad caudal geneigten Patienten nach einer Ruhepause von 15 min durchgeführt. Für die Vena femoralis communis ergaben sich knapp oberhalb der Vena saphena magna-Mündung folgende Meßwerte (n = 60 Beine):

Durchmesser in Exspiration 11,7 ± 2,1 mm, in Inspiration 12,4 ± 2,2 mm.

Die planimetrisch ermittelte Querschnittsfläche betrug in Exspiration 1,07 ± 0,28 cm^2, in Inspiration 1,16 ± 0,31 cm^2.

Die maximale Flußgeschwindigkeit betrug in Exspiration 23,5 ± 8,3 cm/s, die mittlere Flußgeschwindigkeit (V mean), gemessen über 3 Atemexkursionen in normaler Atemtiefe bei abdomineller Atmung war 7,7 ± 1,9 cm/s.

Im Valsalva-Versuch erweiterte sich die Vena femoralis auf 1,82 ± 0,6 cm^2 im Querschnitt.

Die Querschnittsfläche variierte bei einer Messung am selben Patienten von Tag zu Tag bei Exspiration um durchschnittlich 19,2% und in Inspiration um 17,7%.

Die maximale exspiratorische Flußgeschwindigkeit variierte um 18,9% und die mittlere Flußgeschwindigkeit um 17,3%.

Bei Vergleichsmessungen an verschiedenen Tagen variierte die Querschnittsfläche in Exspiration um 24,6 und in Inspiration um 27,8%, die maximale exspiratorische Flußgeschwindigkeit um 24,7% und die mittlere Flußgeschwindigkeit um 21,4%.

Der Durchmesser in der Vena femoralis superficialis betrug bei 30 gefäßgesunden Patienten kurz nach Abgang der Vena profunda femoris 8,9±1,8 mm und in der Vena poplitea (etwa in Höhe des Kniegelenkspaltes) 8,7±1,6 mm.

Der Diameter in der Vena saphena magna knapp distal der Mündung betrug bei Untersuchungen am stehenden Patienten durchschnittlich 5,6±1,9 mm.

Die Meßwerte zeigen die große Streuung sowohl bei Mehrfachmessungen am selben Tag bei einem Patienten, als auch bei Messungen von Tag zu Tag. Wie die Blutflußgeschwindigkeit schwanken auch Durchmesser und Querschnittsfläche in großen Venen atemabhängig.

Zu vergleichbaren Durchmesser- und Querschnittsschwankungen kommen auch Marshall (1990), Hirschl et al. (1990) und Ludwig (1991).

Unter Berücksichtigung der atemabhängigen Querschnittsschwankungen [mittlere Querschnittsfläche = 1/3×(2×Venenquerschnitt Esxpiration + Querschnitt Inspiration)] ist der mittlere Blutfluß in der Vena femoralis communis unmittelbar proximal der Vena saphena magna-Mündung berechnet aus mittlerer Querschnittsfläche×mittlere Flußgeschwindigkeit (V mean) 503±137 ml/min.

In Arterien dagegen läßt sich der Blutfluß relativ genau berechnen. Bei der Mittelwertbildung aus mehreren Messungen der mittleren Flußgeschwindigkeit und unter Berücksichtigung der pulsatilen Durchmesserschwankungen [Radius = 1/3×(2 R diastolisch + R systolisch)] besteht bei einer eigenen Versuchsreihe im Wasserbadversuch eine Korrelation von R = 0,98 zwischen duplexsonographisch gemessenem und tatsächlichem Fluß (Schäberle W, Seitz K (1991)). Im arteriellen Bereich ergab eine Meßreihe in der Arteria mesenterica superior weiterhin eine gute Reproduzierbarkeit der Meßwerte mit einer Varianz von

10% für die Blutflußgeschwindigkeit und von 2,2% für die Gefäßdurchmesser bei Messungen von Tag zu Tag. Im Vergleich dazu sind quantitative Flußbestimmungen des venösen Blutflusses sehr ungenau, weil die notwendige Durchmesserbestimmung schwer beeinflußbare Fehlerquellen enthält. Große Venen zeigen atemabhängige, die Vena iliaca proximal sogar pulsatile Durchmesserschwankungen. Die großen Venen sind nicht kreisrund, sondern meist oval. Einerseits sind bei der Bestimmung einer mittleren Querschnittsfläche die zeitlichen (atemabhängigen) Schwankungen schwer quantitativ zu berücksichtigen, andererseits lassen sich Atemmanöver nicht standardisieren. Weiterhin kann es in der Bestimmung der mittleren Blutflußgeschwindigkeit zu einer Überschätzung kommen, da durch Hochpaßfilter niedrige venöse Flußanteile nicht berücksichtigt werden. In der obigen Meßreihe wurden noch bei den 30 gefäßgesunden Patienten der arterielle Blutfluß in der Arteria femoralis communis mit dem venösen Blutfluß in der Vena femoralis communis knapp proximal der Vena saphena magna-Mündung verglichen. Überraschenderweise lag der venöse Blutfluß um durchschnittlich 21% über dem arteriellen Blutfluß. In einer Meßreihe von Ludwig (1991) lag der venöse Blutfluß in der Vena femoralis communis um ca. 32% über dem Blutfluß in der Arterie. Überschätzungen in der Durchmesserbestimmung und der mittleren Flußgeschwindigkeit aufgrund der oben beschriebenen Fehlerquellen führen zu diesem Resultat.

Meßwerte von Querschnitt oder Durchmesser, die deutlich über den oben erhobenen Normalwerten liegen, weisen zwar auf eine chronisch venöse Insuffizienz hin, die große Streuung der Durchschnittswerte, die schon bei einem gefäßgesunden Kollektiv auftritt, verhindert aber die scharfe Abgrenzung zwischen normal und pathologisch anhand eines bestimmten Meßwertes. Die Möglichkeit zur Überprüfung der Wirksamkeit von Venenpharmaka wird durch die Schwankung von Querschnitt und mittlerer Flußgeschwindigkeit von Tag zu Tag in Frage gestellt. Andere Untersuchungen (Jäger 1986; Eichlisberger und Jäger 1989) weisen dennoch auf die Möglichkeit hin, die Wirksamkeit von Venenpharmaka zu kontrollieren. Nach Verlaufsmessungen sei die Methode geeignet, physiologische Veränderungen zu detektieren und die Wirkung von venentonisierenden Medikamenten zu objektivieren.

Probleme in sonographischen Untersuchungen bestehen in der Schwierigkeit der lückenlosen Dokumentation und dem sehr untersucherabhängigen Verfahren. Fehlerquellen ergeben sich bei schlechter Einschallbarkeit durch Luftüberlagerungen im Beckenvenenbereich. Beinödeme erschweren die sonographische Diagnostik. Mangelnde Kooperationsfähigkeit des Patienten oder thorakale Atmung können zu Fehlinterpretationen des dopplersonographisch dargestellten Strömungssignals führen. Die im Rahmen der Thrombusrekanalisation auftretenden Wandveränderungen führen zu einer vermehrten Kompressionsresistenz und können bei nicht ausreichendem Kompressionsdruck eine frische Thrombose vortäuschen. Große Schwierigkeiten bereitet die Bestimmung frischer Thrombusanteile, die auf eine ältere evtl. partiell rekanalisierte Thrombose aufgelagert sind. Weiterhin ist die Differenzierung von frischen nicht-okkludierenden thrombotischen Auflagerungen von älteren wandständigen Thrombusresten einer rekanalisierten Thrombose schwierig und nur durch das Aufsuchen weiterer Residuen in Form einer Klappeninsuffizienz im Valsalva-Versuch möglich.
Die farbkodierte Duplexsonographie ermöglicht eine geringe Zeitersparnis in der Thrombosediagnostik und der Diagnostik des postthrombotischen Syndroms. Flottierende Thromben und ältere Unterschenkelvenenthrombosen lassen sich aber mit dieser Untersuchungstechnik besser erkennen bzw. ausschließen, und der Nachweis einer beginnenden Rekanalisation bei der Verlaufskontrolle einer Lyse läßt sich leichter führen.

LITERATUR

Aitken AGF, Godden DJ (1987) Real-time ultrasound diagnosis of deep vein thrombosis. A comparison with venography. Clin Radiol 38: 309–313

Albrechtson LL, Olson QCG (1976) Thrombotic side effects of lower limb phlebography. Lancet II:723–724

Anderson IC, Baltaxe HA, Wolf GL (1979) Inability to show clot. One limitation of ultrasonography of the abdominal aorta. Radiology 132:693–695

Anjaria PD, Vaidya PN, Vahia VN, et al (1973) Venous aneurysms. J Postgrad Med 20:142–144

Appelman PT, de Jong TE, Lampman LE (1987) Deep venous thrombosis of the leg. Ultrasound findings. Radiology 163:743–746

Aprin H, Schwartz GB, Valderamma E (1987) Traumatic venous aneurysm. Clin Orthop 217:243–246

Baker WH, Stoney RJ (1972) Acquired popliteal entrapment syndrome. Arch Surg 105:780–781

Bärlin E, Schäberle W, Junge H, Seitz K, Rettenmaier G (1988) In-vitro-Untersuchung zur Meßgenauigkeit der mittleren Blutflußgeschwindigkeit bei Duplex-Geräten. Ultraschall Klin Prax Suppl 1:69 (Abstract)

Barnes RW, Wu KK, Hoak JC (1975) Fallibility of the clinical diagnosis of venous thrombosis. JAMA 234:605

Barnes RW (1985) Doppler ultrasonic diagnosis of venous disease. In: Bernstein EF (ed) Noninvasive Diagnostic Techniques in Vascular Disease. Mosby, Saint Louis: 344 ff

Barwegen MGMH, van Dongen RJAM (1987) Neurovaskuläre Kompressionssyndrome an der oberen Thoraxapertur und ihre vaskulären Komplikationen. In: Heberer G, van Dongen RJAM (Hrsg) Gefäßchirurgie. Springer, Berlin Heidelberg New York Tokyo

Bettmann AM, Paulin S (1977) Leg phlebography. The incidence nature and modifications of undesirable side effects. Radiology 122:101–104

Betzl G, Stapff M, Spengel FA (1990) Diagnostik der tiefen Beinvenenthrombose mit Dopplersonographie, Duplexsonographie und Phlebographie: Eine prospektive Studie an 66 Patienten. Deutsche Gesellschaft für Angiologie, Referate der 19. Jahrestagung 1990

Biemans RGM (1987) Kompressionssyndrom der Arteria poplitea. In: Heberer G, van Dongen RJAM (Hrsg) Gefäßchirurgie. Springer, Berlin Heidelberg New York Tokyo

Biland L, Lemgo E, Widmer LK (1987) Zur Epidermiologie der venösen Thromboembolie. Internist 28:285–290

Bollinger A (1975) Was leistet die Doppler-Ultraschall-Technik in der Diagnose der tiefen Beinvenenthrombose? Vasa 4:16

Bollinger A (1979) Funktionelle Angiologie. Thieme, Stuttgart

Bork-Wölwer L, Wuppermann T (1989) Duplexsonographie in der primären Varicosis. VASA Suppl 27:149 (Abstract)

Börner N, Todt M, Schuter CJ, Meyer J (1987) Sonographie in der Diagnostik venöser Thromben. Klin Wschr 65, Suppl. IX:37

Bouchet C, Magne JL, Lacaze R, Lebrun D, Franco A (1986) L'anévrisme de la veine poplitée: une cause rare d'embolie pulmonaire à répétition. J Mal Vasc 11:190–193

Braun B, Scheffler P, Kiehl R, Wenzel E (1986) A duplex system for evaluation of venous function. In: Maurer PC et al (eds) What is new in angiology? Trends and controversis; proceedings. Zuckschwerdt, München

Brunner U (1974) Die femoroiliakale Thrombose als evolutive Venenobstruktion. Probleme in chirurgischer Sicht. Vasa 3:22

Cardella JF, Young AT, Smith TP et al (1988) Lower extremity venous thrombosis. Comparison of venography, impedance plethysmography and intravenous manometry. Radiology 168:109–111

Chahlaoui J, Julien M, Nadeau P, Bruneau L, Roy P, Sylvestre J (1981) Popliteal venous aneurysm: a source of pulmonary embolism. AJR 136:415–416

Connell J (1978) Popliteal vein entrapment. Br J Surg 65:351

Cosgrove DO, Arger PH (1982) Intravenous echoes due to laminar flow – Experimental observations. Amer J Radiol 139:953–956

Cronan JJ, Dorfman GS, Scola FH, Schepps B, Alexander J (1987) Deep venous thrombosis. Ultrasonographic assessment using vein compression. Radiology 162:191–194

Cronan JJ, Dorfman GS, Gusmark J (1988) Lower-extremity deep venous thrombosis: further experience with and refinements of ultrasound assessment. Radiology 168:101–107

Cronan JJ, Froehlich J, Dorfman GS, Scola FH, Schepps B (1988) Serial compression ultrasonography in a patient population at high risk for deep vein thrombosis. Radiology 169, Suppl.: 321 (Abstract)

Cronan JJ, Leen V (1988) Compression ultrasonography. Can it be done in the patient with a prior history of deep venous thrombosis. Radiology 169, Suppl.: 207 (Abstract)

Dahl JR, Freed TA, Burke MF (1976) Popliteal vein aneurysm with recurrent pulmonary thrombo-emboli. JAMA 236:2531–2532

Dauzat MM, Laroche J-R, Charras Ch Ch, Blin B, Domingo-Faye MM (1986) Real-time B-mode ultrasonography for better specificity in the noninvasive diagnosis of deep vein thrombosis. J Ultrasound Med 5:625–631

Degum, Arbeitskreis Gefäßdiagnostik (1986) Richtlinien für die Durchführung dopplersonographischer Untersuchungen der Becken- und Beinvenen. Deutsche Gesellschaft für Angiologie. Mitteilungen 3. Demeter, Gräfelfing

Dimaria G, Zittoun R, Reynes M (1981) Anévrisme veineux poplité révélé par une embolie pulmonaire. Ann Cardiol Angéiol. 30:337–338

Donald IP, Edwards RC (1982) Fatal outcome from popliteal venous aneurysm associated with pulmonary embolism. Br J Radiol 55: 930–931

Edmondson HT, Crowe JA (1972) Popliteal artery and venous entrapment. Am Surg 38:657–659

Effeney DJ, Fiedmann MB, Gooding GAW (1984) Iliofemoral venous thrombosis. Real-time ultrasound diagnosis. Normal criteria, and clinical application. Radiology 150:787–792

Eichlisberger R, Jäger K (1989) Beeinflussung der venösen Hämodynamik durch Venenpharmaka. Nachweis mittels Duplexsonographie. Was gibt es Neues in der Phlebologie (Kurzfassung)

Elias A, Le Corff G, Bouvier JL, Benichou M, Serradimigni A (1987) Value of real time B-mode ultrasound imaging in the diagnosis of deep vein thrombosis of the lower limbs. Int Angio 6:175–182

Falk RL, Smith DF (1987) Thrombosis of upper extremitiy thoracic inlet veins: diagnosis with duplex Doppler sonography. Amer J Radiol 149:677–682

Fay JJ (1985) Anévrisme veineux poplité. Thèse Médecine, Lille, no 78

Federman J, Anderson ST, Rosengarten DS, Pitt A (1977) Pulmonary embolism secondary to anomalies of deep venous system of the leg. Br Heart J 39:547–552

Flanigan DP, Burnham St J, Goodreau JS, Bergan JJ, Yaa JST (1978) Vascular-laboratory diagnosis of clinically suspected acute deep-vein thrombosis. Lancet 2:331

Fobbe F, Wolf KJ (1988) Erste klinische Erfahrungen mit der Angiodynographie. Fortschr Röntgenstr 148:259–264

Fobbe Fr, Koennecke H-C, Wolf K-J (1988) Color-encoded Duplex sonography: Diagnosis of deep vein thrombosis of the lower extremities. Radiology 169, Suppl.: 322 (Abstract)

Fobbe F, Koennecke H-C, El Bedewi M, Heidt P, Boese-Landgraf J, Wolf K-J (1989) Diagnostik der tiefen Beinvenenthrombose mit farbkodierter Duplexsonographie. Fortschr Röntgenstr 151, 5:569–573

Foley WD, Middleton WD, Lawson TL, Erickson S, Quiroz FA, Macrander S (1989) Color doppler ultrasound imaging of lower-extremity venous disease. Amer J Roentgenol 152:371–376

Francois GF, Jausseran JM, Giuly J (1988) Anévrisme veineux poplité. Presse Med 17:755

Fürst G, Kuhn F-P, Trappe RP, Mödder U (1990) Diagnostik der tiefen Beinvenenthrombose. Fortschr Roentgenstr 152, 2:151–158

Gallacher JJ, Hageman JH (1985) Popliteal vein aneurysm causing pulmonary embolus. Arch Surg 120:1173–1175

Gaitini D, Kaftori JK, Pery M, Weich YL, Markel A (1988) High-resolution real-time-ultrasonography in the diagnosis of deep vein thrombosis. Fortschr Roentgenstr 149:26–30

Gerson L, Martin H (1981) Ectasie veineuse d'origine traumatique. Angiologie 33:275–276

Gorenstein A, Katz S, Schiller M (1987) Congenital aneurysms of the deep veins of the lower extremities. J Vasc Surg 5:765–768

Greenwood LH, Yrizarry JM, Hallett JW (1982) Peripheral venous aneurysms with recurrent pulmonary embolism: report of a case and review of the literature. Cardiovasc. Intervent Radiol 5:43–45

Habscheid W (1988) Einsatz der Real-time-Sonographie zur Diagnostik der tiefen Beinvenenthrombose auf einer internistischen Intensivstation. Intensivmed Notfallmed 25:326

Habscheid W, Wilhelm Th (1988) Diagnostik der tiefen Beinvenenthrombose durch Real-time-Sonographie. Dtsch med Wschr 113:586–591

Habscheid W, Becker W, Höhmann M (1989) Diagnostik der tiefen Beinvenenthrombose. Dtsch med Wschr 114:837–844

Habscheid W, Höhmann M, Klein S (1990) Kompressionssonographie als Verfahren zur Diagnose einer akuten tiefen Beinvenenthrombose. Med Klin 85:6

Hach W (1981) Spezielle Diagnostik der primären Varikose. Demeter, Gräfelfing

Hach W (1985) Phlebographie der Bein- und Beckenvenen. 3. Aufl. Schnetztor, Konstanz

Hach W, Girth E, Lechner W (1977) Einteilung der Stammvarikose der V. saphena magna in 4 Stadien. Phlebol Proktol 6:116–123

Hansen LG, Boris P (1986) Aneurysma der Vena femoralis und poplitea. Radiologe 26:210–212

Harolds JA, Friedman MH (1977) Venous aneurysms. South Med J 70:719–721

Hennerici M, Neuerburg-Heusler D (1988) Gefäßdiagnostik mit Ultraschall. Thieme, Stuttgart, New York

Hirschl M, Bernt R (1990) Normalwerte, Reproduzierbarkeit und Aussagekraft duplexsonographischer Kriterien in der Venenfunktionsdiagnostik. Ultraschall Klin Prax 5:81–84

Holmes MCG (1973) Deep venous-thrombosis of the lower limbs. Diagnosis by ultrasound. Med J Aust: 1/427

Ikeda M, Fujimori Y, Tankawa H, Iwata H (1984) Compression syndrome of the popliteal vein and artery caused by popliteal cyst. Angiology 35:245–251

Insua JA, Young JR, Humphries AW (1970) Popliteal artery entrapment syndrome. Arch Surg 101:771–775

Ishikawa K (1987) Cystic adventitial disease of the popliteal artery and of other stem vessels in the extremities. Jap J Surg 17:221–229

Iwai T, Sato S, Yamada T et al (1987) Popliteal vein entrapment caused by the third head of the gastrocnemius muscle. Br J Surg 74:1006–1008

Jack CR, Sharma R, Vemuri RB (1984) Popliteal venous aneurysm as a source of pulmonary emboli in a male. Angiology 35:55–57

Jäger K (1987) Apparative Untersuchungen zur Diagnose der tiefen Venenthrombose. Internist 28:299–307

Jäger K, Bollinger A (1986) Blood flow velocity and diameter of the popliteal vein. Phlebology 85:260–263

Jäger K, Ricketts HJ, Strandness DE (1985) Duplex scanning for the evaluation of lower limb arterial disease. In: Bernstein EF (ed) Noninvasive Diagnostic Techniques in Vascular Disease. Mosby, St. Louis

Jäger K, Bollinger A, Siegenthaler W (1986) Duplex-Sonographie in der Gefäßdiagnostik. Dtsch med Wschr 111:1608 – 1613

Jäger K, Seifert H, Bollinger A (1989) A-mode echovenography. A new technique for the evaluation of venous wall and venous valve motion. Cardiovasc Res 23:25 – 30

Kakker VV, Howe CT, Flanc C, Clarke MB (1969) Natural history of postoperative deep vein thrombosis. Lancet: II, 230 – 232

Kakker VV, Corrigan TP (1974) Detection of deep vein thrombosis. Progr cardiovasc Dis 17:207 – 209

Kassenärztliche Bundesvereinigung (1986) Richtlinien für Ultraschall-Untersuchungen vom 7. Dez. 1985. Deutsch Ärtzebl 83:121 – 130

Kassenärztliche Bundesvereinigung (1987) Änderung der Richtlinien für Ultra-Schall-Untersuchungen vom 11. Juli 1987. Deutsch Ärztebl 84:1413

Kohler TR, Strandness DE Jr (1986) Noninvasive testing for the evaluation of chronic venous disease. Wld J Surg 106:903 – 910

Kriessmann A, Bollinger A (Hrsg) (1978) Ultraschall-Doppler-Diagnostik in der Angiologie. Thieme, Stuttgart

Kriessmann A, Bollinger A, Keller H (Hrsg) (1982) Praxis der Doppler-Sonographie. Thieme, Stuttgart

Langsfeld M, Hershey FB, Thorpe L et al (1987) Duplex B-mode imaging for the diagnosis of deep venous thrombosis. Arch Surg 122:587 – 591

Lensing AWA, Prandoni P, Brandjes D et al (1989) Detection of deep-vein thrombosis by real-time B-mode ultrasonography. N Engl J Med 320:342 – 345

Leung A, Hampson SJ, Singh MP et al (1983) Ultrasonic diagnosis of bilateral congenital internal jugular venous aneurysms. Br J Radiol 56:588 – 591

Lindquist R (1977) Ultrasound as a complementary diagnostic method in deep vein thrombosis of the leg. Acta med scand 201:435

Ludwig M (1991) Quantitative Flußmessungen an Venen, Ultraschalldreiländertreffen Lausanne (Publikation in Vorbereitung)

Marin J, Gosselin J, Khajat A (1978) A propos d'un cas d'anévrisme de la veine poplitée avec embolie pulmonaire. Phlébologie 31:433 – 438

Marshall M (1990) Die Duplex-Sonographie bei phlebologischen Fragestellungen in Praxis und Klinik. Ultraschall Klin Prax 5:51 – 56

May R, Nissl R (1968) Aneurysma der Vena poplitea. Fortschr Röntgenstr 108:402 – 403

May R, Mignon G (1976) Spindelförmiges Aneurysma der Vena fibularis. Fortschr Röntgenstr 25:563 – 564

McLachan MSF, Thomason JH, Taylor DW, Kelly ME, Sackett DL (1979) Observer variations in the interpretation of lower limb venograms. Amer J Radiol 132:277−230

Meadway J, Nicolaides AN, Walker CJ, O'Connell JD (1975) Value of Doppler ultrasound in diagnosis of clinically suspected deep vein thrombosis. Brit med J II/552

Meyer P, Rudofsky G, Nobbe N (1986) Das Histogramm des Okklusionsmaterials − ein neuer Prognoseparameter der thrombolytischen Therapie bei tiefer Beinvenenthrombose. In: Hansmann M, Koischwitz D, Lutz H, Trier HG (Hrsg) Ultraschalldiagnostik 86. Springer, Berlin Heidelberg New York Tokyo, S 138

Monreal M, Montserrat E, Salvador R, Bechini J, Donoso L, McCalegos J, Foz M (1989) Real-time ultrasound for diagnosis of symptomatic venous thrombosis and for screening of patients at risk. Correlation with ascending conventional venography. Angiology 39:527−531

Müller-Brand J, Schmitt HE, Freund R, Füllemann GH, Widmer LK (1979) Frühdiagnose tiefer Unterschenkelvenenthrombose bei ambulanten Patienten. Vasa 3:23

Müller-Wiefel H (1974) Untersuchungen zur Hämodynamik in den Venen der unteren Extremität. Physiologische, pathophysiologische und klinische Aspekte. Schattauer, Stuttgart

Naidich JB, Feinberg AW, Karp-Harmann H, Karmel MJ, Tyma CG, Stein HL (1988) Contrast venography. Reassessment of its role. Radiology 168:97−100

Nicolaides AN, Kakker VV, Fields ES, Rennex JTG (1971) The origin of deep vein-thrombosis. A venographic study. Brit J Radiol 44:653

Noon GP, Jose LZ, Graig M et al (1984) Popliteal vein pseudoaneurysma: a case report. Surgery 96:942−945

Norris CS, Greenfield LJ, Hermann JB (1985) Free-floating iliofemoral thrombus. Arch Surg 120:806−808

Owen WJ, McColl I (1980) Venous aneurysm of the axilla simulating a soft tissue tumour. Br J Surg 67:577−578

Partsch H (1976) „A-sounds" or „S-sounds" for Doppler ultrasonic evaluation of pelvic vein thrombosis. VASA 5:16−19

Partsch H, Lofferer O (1971) Untersuchungen des venösen Rückstroms aus der unteren Extremität mit einem direktionalen Ultraschalldopplerdetektor. Wien klin Wochenschr 83:781−789

Persson BG, Donner M, Peterson B, Eklof B, Wintzell K (1980) Aneurysm of the popliteas vein as a cause of pulmonary embolism. Acta Med Scand 208:407−410

Persson AV, Jones Ch, Zide R, Jewell ET (1989) Use of the triplex scanner in diagnosis of deep venous thrombosis. Arch Surg 124:593

Polak JF, Cutter SS, O'Leary DH (1988) Doppler color flow imaging of the calf veins. Description of method and preliminary results. Radiology 169, Suppl:318 (Abstr)

Quandalle P, Sandement A, Chambon JP, Wurtz A (1989) L'anévrisme des veines profondes des membres inférieurs. J Chir 126/11:586–590

Raghavendra BN, Rosen J, Lam St, Riles Th, Horii St C (1984) Deep venous thrombosis. Detection by high-resolution real-time ultrasonography. Radiology 152:789–793

Raghavendra BN, Horii SC, Hilton S, Subramanyan BR (1986) Deep venous thrombosis. Detection by probe compression of the veins. J Ultrasound Med 5:89–95

Ramanchandani P, Soulen RL, Fedullo LM, Gaines VD (1985) Deep vein thrombosis. Significant limitations of noninvasive tests. Radiology 156:47–49

Rich NM, Hughes CW (1967) Popliteal artery and vein entrapment. Am J Surg 113:696–698

Rich NM (1982) Popliteal entrapment and adventitial cystic disease. Surg Clin North Am 62:449–465

Rich NM, Collins GJ, McDonald PT, Kozloff L, Clagett GP, Collins JT (1979) Popliteal vascular entrapment. Arch Surg 114:1377–1384

Richards KL, Armstrong JD, Tikoff G, Hershgold EJ, Booth JL, Rampton JB (1976) Noninvasive diagnosis of deep venous thrombosis. Arch intern Med 136:1091–1093

Rollins DL, Semrow CM, Friedell ML, Buchbinder D (1987) Use of ultrasonic venography in the evaluation of venous valve function. Amer J Surg 154:189–191

Rosner NM, Doris PE (1988) Diagnosis of femoropopliteal venous thrombosis: Comparison of duplex sonography and plethysmography. Amer J Roentgenol 150:623–627

Ross GJ, Violi L, Barbe LW et al (1988) Popliteal venous aneurysm. Radiology 168:721–722

Sandler DA, Duncan JS, Ward P et al (1984) Diagnosis of deep vein thrombosis. Comparison of clinical evaluation, ultrasound, plethysmography and venoscan with x-ray venogram. Lancet:II, 716–719

Sarap MD, Wheeler WE (1988) Venous aneurysms. J Vasc Surg 8:182–183

Schäberle W (1992) Diagnosis of venous aneurysm by ultrasound examination. In: EURODOP 92, Britisch Medical Ultrasound Society, London, p 157 (Abstract)

Schäberle W, Eisele R (1991) Duplexsonographie versus Phlebographie in der Diagnostik der tiefen Beinvenenthrombose. Phlebol 5:45

Schäberle W, Eisele R (1992) Duplexsonographische Untersuchung der Fossa poplitea zur Differenzierung seltener arterieller und venöser Gefäßerkrankungen. Ultraschall Klin Prax 3:148

Schäberle W, Seitz K (1991) Duplexsonographische Blutflußmessung in der Arteria mesenterica superior. Ultraschall in Med 12:277–282

Schäberle W, Junge H, Bärlin E, Seitz K, Rettenmaier G (1988) Methodische Probleme zur Durchmesser- bzw. Querschnittsbestimmung für die duplexsonographische Stromzeitvolumenbestimmung. Ultraschall Klin Prax Suppl 1:68 (Abstract)

Schatz IJ, Fine G (1962) Venous aneurysms. N Eng J Med 266:1310–1312

Schiff MJ, Feinberg W, Naidisch JB (1987) Noninvasive venous examinations as a screening test for pulmonary embolism. Arch intern Med 147:505

Schmidberger H, Hackl A, Ludwig G (1979) Aneurysma der Vena poplitea. Fortschr Röntgenstr 131:553–554

Schöllhorn J (1985) Cystic adventitia degenration as a cause of dynamic stenosis of the popliteal artery: A case report. Angiologie 36:809–814

Sigel B, Popky GL, Wagner DK, Boland JP, McMapp DE, Pergl P (1986) Comparison of clinical and Doppler ultrasound evaluation of confirmed lower extremity venous disease. Surgery 69:332

Silvestri M, Villain P, Boursier JL, Elias A (1987) L'anévrisme veneux poplité: une cause rare d'embolie pulmonaire. Presse Med 16:2127

Strandness DE, Summer DS (1975) Acute venous thrombosis, a case of progress and confusion. J Amer med Ass 233:46

Sullivan DE, Peter DJ, Cranley JJ (1984) Real-time B-mode venous ultrasounds. J vasc Surg 1:465–471

Summer OS, Lamberth A (1979) Reliability of Doppler ultrasound in the diagnosis of acute venous thrombosis both above and below the knee. Amer J Surg 138:205–210

Talbot SR (1982) Use of real-time imaging in identifying deep venous obstruction. A primary report. Bruit 6:41–42

Thetter O (1987) Das Kompressionssyndrom des Arcus tendineus m. solei. Kirschner'sche Operationslehre. In: Heberer G, Van Dongen RJAM (Hrsg) Gefäßchirurgie. Springer Berlin Heidelberg New York Tokyo

Thomas ML, McDonald LM (1978) Complications of ascending phlebography of the leg. Brit med J 2/317

Thompson DE, Frost HM, Hendrick JW, Horn RS (1971) Soft tissue sarcomas involving the extremities and the limb girdles: a revies. South Med J 64:33–44

Vandendriessche M, Thiery L (1986) Aneurisma van de vena poplitea. Acta Chir Belg 86:37–40

Vitovec J (1976) Aneurysma venae poplitea. Cesk Radiol 30:328–340

Vogel P, Laing FD, Jeffrey RB Jr, Wing VW (1987) Deep venous thrombosis of the lower extremity: US evaluation. Radiology 163:747–751

Weinmann S, Sandbichler P, Flora G (1986) Aneurysma der Vena poplitea als Quelle der Lungenembolie. Langenbecks Arch Chir 367:107–112

Whelan TJ (1984) Popliteal artery entrapment. In: Rutherford RB (ed) Vascular surgery. Saunders, Philadelphia

Widmer LK, Brandenberg KE, Schmitt HE, Widmer MT (1985) Zum Schicksal der Patienten mit tiefer Beinvenenthrombose. Dtsch med Wschr 110:993

Wuppermann Th, Knospe E, Reiss HD, Mellmann J (1981) Diagnostik insuffizienter Venae perforantes: Trefferquoten verschiedener Untersuchungsmethoden bei der primären Varikosis. In: May R, Partsch H, Staubesand J (Hrsg) Venae Perforantes. Urban & Schwarzenberg, München

Wuppermann Th (1986) Varizen, Ulcus cruris und Thrombose. Springer, Berlin Heidelberg New York Tokyo

Wuppermann Th, Exler U, Mellmann J, Kestilä M (1981) Noninvasive quantitative measurement of regurgiation in sufficiency of the superior saphenous vein by Doppler-ultrasound: A comparison with clinical examination and phlebography. VASA 10:24–27

Yao JST, Flinn WR, McCarthy WJ, Bergan JJ (1986) The role of noninvasive testing in the evaluation of chronic venous problems. Wld J Surg 10:911–918

Yao JST, Van Bellen B, Flinn WR, Bergan JJ (1982) Aneurysms of the venous system. In: Bergan JJ, Yao JST (eds) Aneurysms, diagnosis and treatment. Grune and Stratton, New York, p 515–529

Zachrisson BE, Norback B (1974) Phlébographic diagnosis of a soleus vein aneurysm. Vasa 3:308–309

Springer-Verlag und Umwelt

Als internationaler wissenschaftlicher Verlag sind wir uns unserer besonderen Verpflichtung der Umwelt gegenüber bewußt und beziehen umweltorientierte Grundsätze in Unternehmensentscheidungen mit ein.

Von unseren Geschäftspartnern (Druckereien, Papierfabriken, Verpackungsherstellern usw.) verlangen wir, daß sie sowohl beim Herstellungsprozeß selbst als auch beim Einsatz der zur Verwendung kommenden Materialien ökologische Gesichtspunkte berücksichtigen.

Das für dieses Buch verwendete Papier ist aus chlorfrei bzw. chlorarm hergestelltem Zellstoff gefertigt und im pH-Wert neutral.